Arbeitsgruppe

Natürlich und sicher
Das Arbeitsheft

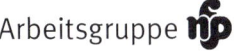
Arbeitsgruppe nfp

Natürlich und sicher

Das Arbeitsheft

▪ Natürliche Familienplanung
▪ Mit Zyklusbeispielen von Pubertät bis Wechseljahre

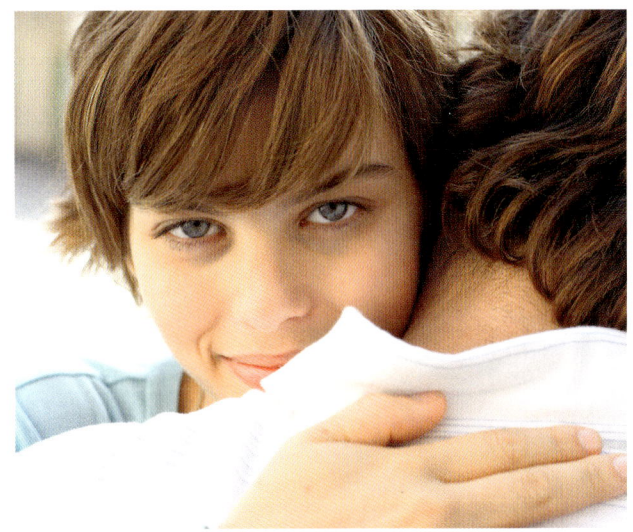

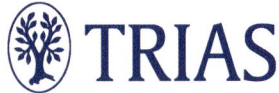
TRIAS

NFP schnell und sicher erlernen

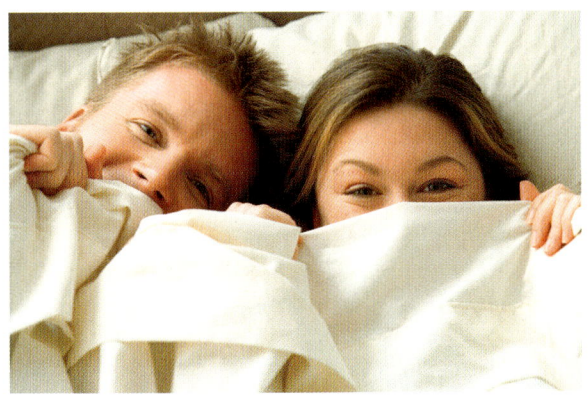

Vorwort

Die Natürliche Familienplanung (NFP) ist eine symptothermale Methode der Empfängnisregelung, die auf der Beobachtung körperlicher Veränderungen im Laufe des Zyklus basiert und mithilfe eines festen Regelwerks die sichere Bestimmung der fruchtbaren (empfängnisfähigen) und unfruchtbaren Tage im Laufe des Zyklus ermöglicht.

Die Sicherheit der in diesem Arbeitsheft beschriebenen Methode hängt von zwei Faktoren ab. Zum einen von der Methode selbst, zum anderen von der Zuverlässigkeit der Anwendung, also vom sicheren Umgang der Anwenderinnen und Anwender mit den Methodenregeln.

Niemand kann die dazu notwendige praktische Erfahrung von heute auf morgen erwerben. Deshalb sind in diesem Arbeitsheft zahlreiche Trainingszyklen zum Erlernen und Üben der Auswertungsregeln enthalten, außerdem Beispiele für jene Zyklussituationen, die im Laufe eines Frauenlebens bedeutsam werden können. Damit ist das Arbeitsheft die notwendige Voraussetzung für eine sichere NFP-Anwendung von Anfang an und die praktische Ergänzung zum Leitfaden „Natürlich und sicher", in dem die NFP-Methodik und ihre Anwendung in verschiedenen Lebenssituationen ausführlich dargestellt ist.

Das Arbeitsheft ist 1988 erschienen und zehn Jahre später erstmals komplett überarbeitet worden. Die jetzt vorliegende vollständige Überarbeitung greift auf mehr als 20 Jahre Beratungserfahrung der Arbeitsgruppe NFP und ihrer NFP-BeraterInnen und auf über 42.000 Beobachtungszyklen zurück, die im Rahmen des Forschungsprojekts NFP gesammelt und wissenschaftlich ausgewertet worden sind.

Unser Dank gilt Dr. Siegfried Baur und Dr. Ursula Sottong, die gemeinsam mit Regina Jäger das Arbeitsheft komplett überarbeitet und einem vollständig neuen Layout zugeführt haben. Besonders gilt unser Dank auch all denen, die über die Jahre die Arbeit der Arbeitsgruppe NFP ermöglicht und auf die verschiedensten Weisen unterstützt haben, und den Frauen und Männern, die sich mit ihren Zyklen und ihren Erfahrungen in die Arbeit eingebracht haben.

Malteser Arbeitsgruppe NFP
Köln, im September 2008

Einführung

NFP oder „Natürliche Familienplanung" ist eine Methode, bei der eine Frau bestimmte Körperzeichen beobachtet, die sich im Laufe des Zyklus verändern. Diese Zeichen ermöglichen einer Frau, ihre fruchtbaren und unfruchtbaren Tage zu bestimmen. Drei Signale sind von entscheidender Bedeutung. Die Veränderungen von

- Körpertemperatur
- (Zervix-)Schleim
- Gebärmutterhals / Muttermund

Eine Frau, die diese Signale deuten kann, weiß, wann eine Schwangerschaft möglich ist und wann nicht. Sie kann ihrem Kinderwunsch entsprechend mit ihrem Partner Verkehr haben oder nicht. Die Anwendung von NFP setzt voraus, dass sich die Partner abstimmen.

Wie funktioniert NFP?

Voraussetzung für eine Schwangerschaft ist, dass Eizelle und Samenzelle zusammenkommen. Die Eizelle wird nur einmal im Zyklus vom Eierstock freigegeben. Sie bleibt nicht einmal einen ganzen Tag lang befruchtungsfähig. Die Samenzellen dagegen können um den Eisprung herum einige Tage im weiblichen Körper überleben.

Während dieser Zeit verändern sich die morgendlich gemessene Körpertemperatur (Basaltemperatur), Zervixschleim und Muttermund besonders deutlich. Diese Körperzeichen beobachtet eine Frau täglich, trägt sie in ein sogenanntes Zyklusblatt ein und wertet sie nach leicht verständlichen Regeln aus. So ist eine Frau in der Lage, ihre fruchtbare Phase zu definieren und eine Schwangerschaft gezielt anzustreben oder bewusst zu vermeiden.

Die Basaltemperatur
Wer den Verlauf der Körpertemperatur über einen Zyklus verfolgt, stellt fest, dass es zwei Temperaturniveaus gibt.

Vor dem Eisprung ist die Temperaturlage etwas niedriger. Um den Eisprung herum steigt sie erkennbar an. Diese Beobachtung ermöglicht es, den Beginn der unfruchtbaren Phase nach dem Eisprung sicher festzulegen.

Der Zervixschleim
Drüsen im Gebärmutterhals (Zervix) bilden im Laufe des Zyklus Schleim von wechselnder Qualität und Menge. Im Allgemeinen wird eine Frau den Zervixschleim erst einige Tage nach der Monatsblutung wahrnehmen. Zunächst ist er dicklich-zäh, teils klebrig-cremig und oft weißlich gefärbt. Je näher der Eisprung rückt, umso reichlicher und flüssiger wird der Zervixschleim und gleichzeitig klarer - fast wie rohes Eiweiß. Dann hat er jene Beschaffenheit, die es den Samenzellen ermöglicht, durch ihn hindurch zur Eizelle vorzudringen und auch einige Tage in der Gebärmutter zu überleben. Nach dem Eisprung dickt der Zervixschleim ein, verschließt pfropfartig den Muttermund und wird für die Samenzellen wieder undurchdringbar.

7

Einführung

Der Gebärmutterhals

Und noch an einem weiteren Körperzeichen erkennt eine Frau den Wechsel ihrer Fruchtbarkeit: an den Veränderungen des Gebärmutterhalses, der in die Scheide hineinragt. Im Laufe ihres Zyklus kann eine Frau durch regelmäßiges Abtasten feststellen, wie sich Lage, Festigkeit und Öffnung des Muttermunds verändern. Direkt nach der Menstruation ist der Gebärmutterhals geschlossen, hart und ragt tief in die Scheide hinein. Rückt der Eisprung näher, wird er weich, öffnet sich leicht und steigt etwas höher. Nach dem Eisprung schließt er sich wieder, wird hart und steht tiefer.

Die symptothermale Methode

Die Kombination der Beobachtung von verschiedenen Symptomen (Zervixschleim, Muttermund) und Körpertemperatur gibt der NFP-Methode auch ihren Namen: symptothermale Methode. Temperaturwerte und Zervixschleimmuster müssen nach ganz bestimmten Regeln ausgewertet und interpretiert werden, damit NFP sicher ist. Dafür gibt es ein ausführliches Regelwerk, das leicht erlernbar ist und es ermöglicht, die fruchtbare Phase sicher einzugrenzen. Wenn dieses Regelwerk konsequent angewendet wird, ist NFP, wie aktuelle Studien bestätigen, so sicher wie andere Methoden, z. B. die Pille. In jedem Fall aber ist NFP ohne gesundheitliche Nebenwirkungen.

Wie kann Mann/Frau NFP erlernen?

Es gibt zwei Möglichkeiten: per Selbststudium mit Hilfe des Leitfadens „Natürlich und sicher" und des vorliegenden Arbeitshefts oder mit Hilfe von ExpertInnen. Da sind zum einen Frauenärztinnen und Frauenärzte, zum anderen ausgebildete NFP-BeraterInnen, bei denen die Paare, unterstützt durch dieses Arbeitsheft, die sichere Anwendung erlernen können.

Die Lernphase erstreckt sich über drei Zyklen. Zuerst wird die Selbstbeobachtung erlernt, dann die Regeln zur Bestimmung von Anfang und Ende der fruchtbaren Zeit. Als Letztes folgen besondere Lebenssituationen und wie anhand der Zyklusaufzeichnungen eine Schwangerschaft erkannt werden kann. Erfahrungsgemäß sind fast alle Frauen und Männer nach drei Zyklen in der Lage, NFP ohne weitere Beratungen selbstständig und sicher anzuwenden.

Über dieses Arbeitsheft

Dieses Arbeitsheft ist die Ergänzung zum Leitfaden „Natürlich und sicher" (TRIAS 2005). Es enthält Beispiel- und Übungszyklen, die gerade beim Erlernen der Natürlichen Familienplanung (NFP) für die Anwenderinnen eine echte Hilfe darstellen. Das Arbeitsheft gliedert sich in vier Kapitel. Jedes Kapitel setzt die Informationen der vorangegangenen voraus. In den ersten drei Kapiteln finden sich reichlich Übungsbeispiele mit Lösungen und weitergehenden Erläuterungen zum eigentlichen NFP-Regelwerk, im vierten Kapitel finden sich Beispielzyklen zu speziellen

Zyklussituationen wie z.B. Kinderwunsch und Absetzen der Pille. Die Zyklen im Arbeitsheft sollten möglichst aus der Perspektive der NFP-Anwenderin, also Tag für Tag und Zyklus für Zyklus durchgearbeitet werden.

Auf den Umschlagseiten des Arbeitshefts sind stichwortartig die wichtigsten Informationen und Grundregeln zur NFP zusammengefasst. Diese Informationen sollen Gedächtnisstütze und Hilfe bei der Bearbeitung der Trainingszyklen sein. Weitergehende Erläuterungen und

Kommentare zu den einzelnen Regeln sowie Hintergrundinformationen zu besonderen Situationen wie Absetzen der Pille, Stillzeit und Wechseljahre finden sich im Leitfaden „Natürlich und sicher".

Dieses Arbeitsheft wird vor allem als kursbegleitendes Arbeitsmaterial in den NFP-Einführungskursen verwendet. Diese werden von ausgebildeten NFP-BeraterInnen durchgeführt. In der Regel treffen sich die NFP-BeraterInnen mit den TeilnehmerInnen vier- bis fünfmal über einen Zeitraum von drei bis vier Zyklen. Erfahrungsgemäß trägt diese Begleitung während der ersten Zyklen zu einer sicheren und selbstständigen Anwendung der NFP-Methodik bei und erhöht die persönliche Zufriedenheit mit der Methode.

Natürlich können Frauen und Paare dieses Arbeitsheft auch im Selbststudium durcharbeiten. Wenn Fragen oder Probleme mit den eigenen Zyklusaufzeichnungen auftreten, ist es dennoch empfehlenswert, sich an die Arbeitsgruppe NFP bzw. an eine/n NFP-BeraterIn zu wenden.

NFP-Einführungskurse werden über verschiedene Bildungs- und Beratungseinrichtungen angeboten. Adressen von ausgebildeten NFP-BeraterInnen sowie weitere Informationen zu NFP vermittelt:

Malteser Arbeitsgruppe
Natürliche Familienplanung
Kalker Hauptstraße 22-24
51103 Köln
Email: nfp@malteser.de
www.nfp-online.de

Auf der Homepage der Arbeitsgruppe NFP finden sich auch Adressen von Anlaufstellen in weiteren europäischen Ländern und Zyklusblätter zum Herunterladen.

1

Körper- beobachtungen

Für die sichere Anwendung der Natür- lichen Familienplanung (NFP) ist das Beobachten und Aufzeichnen der im Laufe des weiblichen Zyklus typischer- weise auftretenden körperlichen Verän- derungen von zentraler Bedeutung. In diesem Kapitel wird Schritt für Schritt erklärt, was wie wann beobachtet und ins Zyklusblatt eingetragen wird.

Kapitel 1

KÖRPERBEOBACHTUNGEN

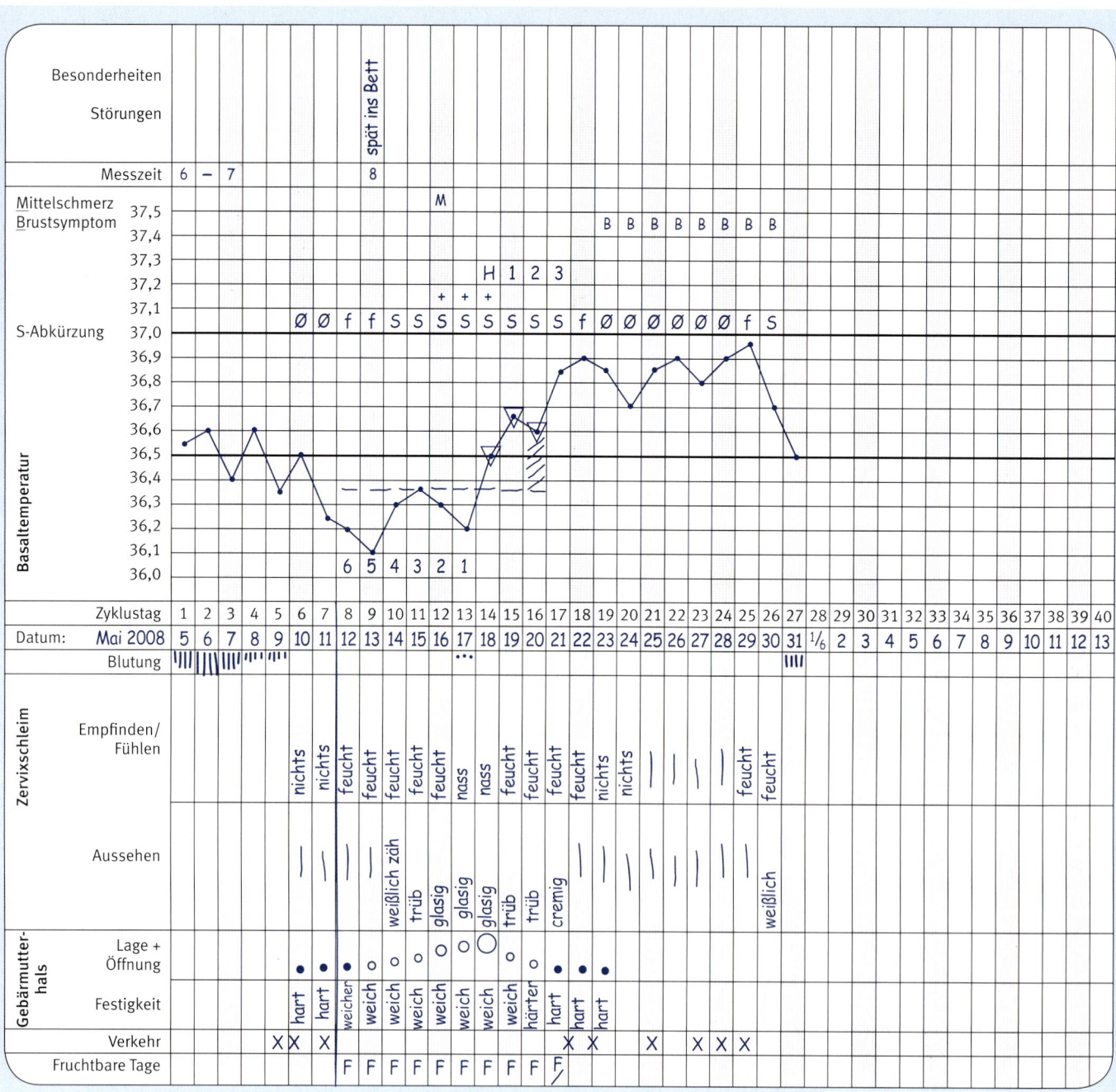

nfp

Arbeitsgruppe NFP

Zyklus-Nr: | 1 | 4 |

Messweise | After | |
| Scheide | |
| Mund | X |

Früheste 1. höhere
Messung aus den
vorangegangenen
Zyklen | 1 | 5 |

minus 8 | | 7 |

1. höhere Messung
in diesem Zyklus | 1 | 4 |

Wollen Sie im
nächsten Zyklus
schwanger werden?

ja | |
nein | X |
unentschieden | |

© ✠ **Malteser**

Abb.1: Zyklusblatt
einer erfahrenen NFP-
Anwenderin im 14. An-
wendungszyklus

Selbstbeobachten der Körpersignale und Führen eines Zyklusblatts

Das Beobachten und Auswerten der zyklisch auftretenden Veränderungen von Zervixschleim, Basaltemperatur und Gebärmutterhals sowie das Wahrnehmen weiterer Zeichen wie Mittelschmerz und Brustsymptom sind für die NFP von zentraler Bedeutung. Während Zervixschleim, Basaltemperatur und Gebärmutterhals zur systematischen Auswertung nach dem NFP-Regelwerk herangezogen werden, stützen die weiteren Zeichen die Methodik und bestärken Frauen in ihrem Körpergefühl.

Alle Beobachtungen werden in ein spezielles Zyklusblatt eingetragen und ausgewertet. Das Zyklusblatt ist dabei wie ein persönliches Tagebuch, in dem neben den mit der Fruchtbarkeit in Zusammenhang stehenden Zeichen auch Faktoren festgehalten werden, die deren Beobachtung und Auswertung beeinflussen können.

Die Abbildung zeigt, wie solch ein ausgefülltes und ausgewertetes Zyklusblatt einer erfahrenen Anwenderin aussehen kann (Abb.1).

Zyklusblatt

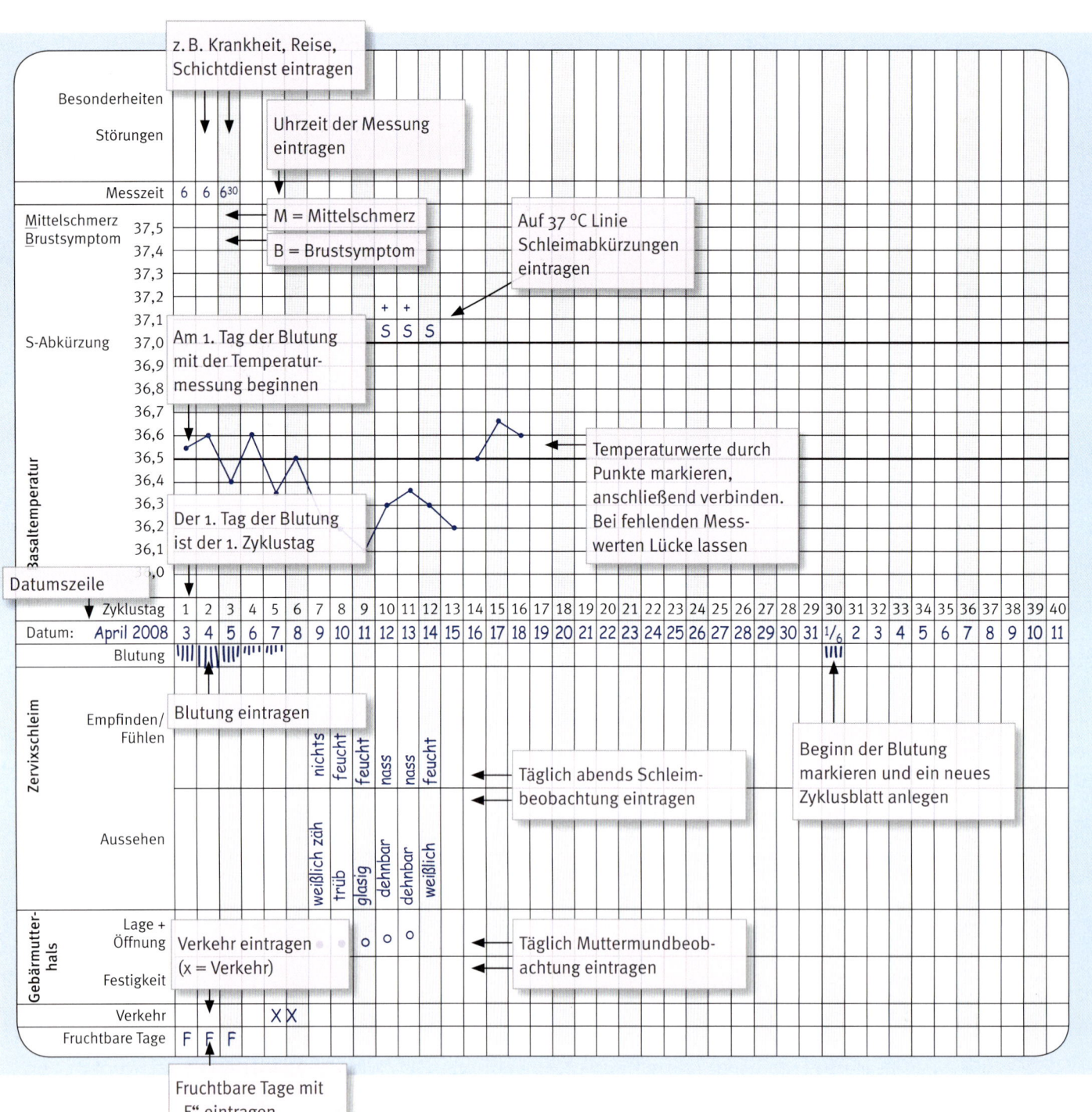

z.B. Krankheit, Reise, Schichtdienst eintragen

Uhrzeit der Messung eintragen

M = Mittelschmerz

B = Brustsymptom

Auf 37 °C Linie Schleimabkürzungen eintragen

Am 1. Tag der Blutung mit der Temperaturmessung beginnen

Temperaturwerte durch Punkte markieren, anschließend verbinden. Bei fehlenden Messwerten Lücke lassen

Der 1. Tag der Blutung ist der 1. Zyklustag

Datumszeile

Blutung eintragen

Täglich abends Schleimbeobachtung eintragen

Beginn der Blutung markieren und ein neues Zyklusblatt anlegen

Verkehr eintragen (x = Verkehr)

Täglich Muttermundbeobachtung eintragen

Fruchtbare Tage mit „F" eintragen

14

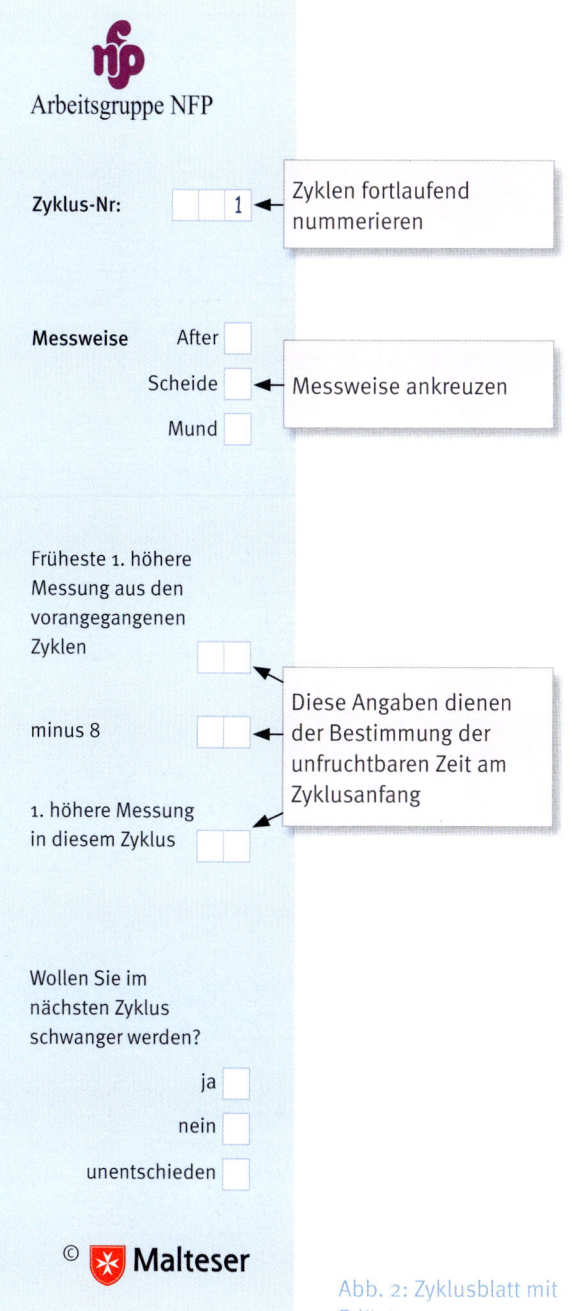

Abb. 2: Zyklusblatt mit Erläuterungen

Das Zyklusblatt

Das Zyklusblatt scheint auf den ersten Blick manchmal komplizierter zu sein, als es in Wirklichkeit ist. Deshalb wird sein Gebrauch auch Schritt für Schritt erläutert. Das Zyklusblatt mit den Erläuterungen zu den verschiedenen Eintragungen (Abb. 2) dient einer ersten Orientierung.

Wegweiser durch das Zyklusblatt ist die schmale Zeile „Zyklustag", die Aufzeichnungen bis zu 40 Tagen zulässt. Mit dem ersten Tag der Regelblutung wird das Zyklusblatt angelegt. Dieser Tag ist gleichzeitig der erste Zyklustag. Das Datum dieses Tages wird in der Datumszeile notiert, die fortlaufend ausgefüllt wird. Unter der Datumszeile wird die Blutung eingetragen. Ihre Stärke wird mit Strichen unterschiedlicher Länge, ganz leichte Blutungen mit Punkten markiert.

Beobachten des Zervixschleims und Eintragen ins Zyklusblatt

Die Zervixschleimbeobachtung folgt dem Prinzip: empfinden, fühlen, sehen. Der Schleim wird tagsüber beobachtet und abends im Zyklusblatt in der Rubrik Zervixschleim eingetragen, und zwar immer die beste Zervixschleimqualität, die im Laufe des Tages beobachtet wurde (vgl. Leitfaden „Natürlich und sicher").

Die Schleimbeobachtungen eines jeden Tages werden mit den entsprechenden Abkürzungen zusammengefasst. Die Abkürzung für die Schleimbeobachtung wird ebenfalls im Zyklusblatt, und zwar auf der 37 °C-Linie notiert (Tab. 1 u. Abb. 3). Mit der Beobachtung des Zervixschleims wird gegen Ende der Menstruation begonnen.

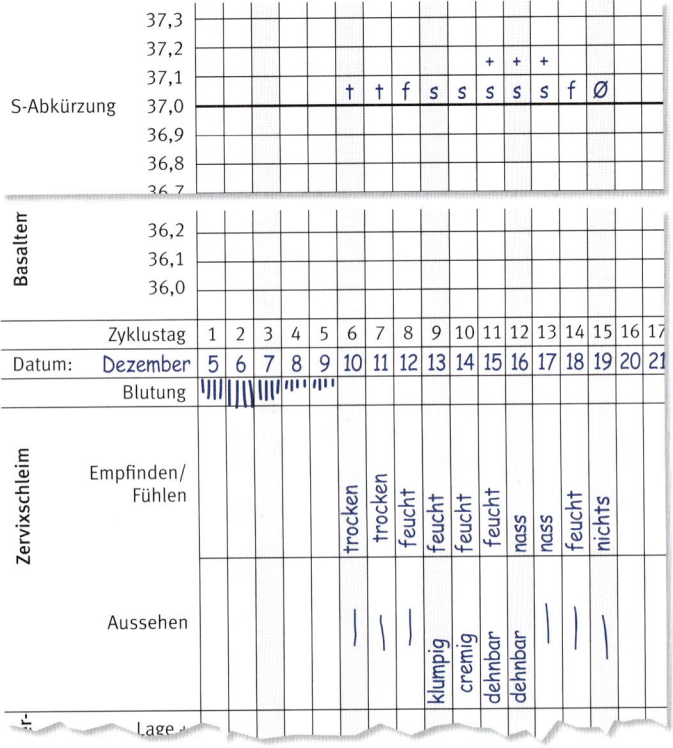

Abb. 3: Eintragen der Schleimbeobachtung ins Zyklusblatt

Tab. 1: Einteilung der Schleimbeobachtungen in Gruppen und ihre Abkürzungen

Empfinden/ Fühlen		Aussehen	Kürzel
trocken, trockenes, raues, juckendes, unangenehmes Gefühl	und	nichts gesehen, kein Schleim am Scheideneingang	t
nichts gefühlt, keine Feuchtigkeit, keine Empfindung am Scheideneingang	und	nichts gesehen, kein Schleim am Scheideneingang	ø
feucht	aber	nichts gesehen, kein Schleim am Scheideneingang	f
feucht oder nichts gefühlt	und	dicklich, weißlich, trüb, cremig, klumpig, gelblich, klebrig, etwas zäh-elastisch, nicht ziehbar	S
feucht oder nichts gefühlt	und	glasig, glasklar, glasig durchscheinend wie rohes Eiweiß (glasig mit weißlichen Fäden durchsetzt), dehnbar, spinnbar, fadenziehend, flüssig, so dünnflüssig, dass er „wegrinnt wie Wasser", rötlich, rotbraun, gelblich-rötlich	+S
nass, schlüpfrig, rutschig, glitschig, wie eingeölt, glatt	und/ oder	glasig, glasklar, glasig durchscheinend wie rohes Eiweiß (glasig mit weißlichen Fäden durchsetzt), dehnbar, spinnbar, fadenziehend, flüssig, so dünnflüssig, dass er „wegrinnt wie Wasser", rötlich, rotbraun, gelblich-rötlich	+S

Messen der Basaltemperatur und Eintragen ins Zyklusblatt

Die morgendlich gemessene Temperatur (Basaltemperatur) hat im Laufe eines Zyklus zwei Temperaturniveaus. In der ersten Zyklusphase, vor dem Eisprung, ist sie etwas niedriger und steigt dann um den Eisprung um einige Zehntelgrad an (vgl. Leitfaden „Natürlich und sicher").

Wie wird gemessen?

- sofort nach dem Aufwachen, aber vor dem Aufstehen
- nach mindestens einer Stunde Ruhe oder Schlaf
- möglichst täglich
- ein normales bzw. analoges Thermometer genügt
- immer auf dieselbe Weise: im Mund (5 Min.), im Enddarm/After (3 Min.) oder in der Scheide (5 Min.); nie unter dem Arm!

Die auf einen halben Zehntel genau gemessenen Temperaturwerte werden je mit einem Punkt ins Zyklusblatt eingetragen und fortlaufend verbunden (Abb. 4). Danach wird das Thermometer heruntergeschlagen und wieder in Reichweite ans Bett gelegt.

Was kann die Temperatur stören bzw. beeinflussen?

- Thermometerwechsel im Zyklus
- Veränderung der Messweise
- unterschiedliche Messzeiten
- Umgebungswechsel (Reisen, Ferien/Urlaub, Klimawechsel)
- Stress und psychische Belastung, Aufregung
- ungewohnter Alkoholgenuss, spätabends feiern
- spätes Essen am Abend
- ungewohnt spätes Zubettgehen
- zu kurze oder gestörte Nachtruhe
- Schichtarbeit
- Krankheit und Unpässlichkeiten
- manche Medikamente

Alle Störungen und Besonderheiten werden im Zyklusblatt in der obersten Zeile vermerkt.

Worauf ist bei Verwendung eines Digitalthermometers zu achten?

- Thermometer sollte gültigen Eichstempel haben
- auch nach dem Signalton weitermessen, etwa drei Minuten lang
- ein Digitalthermometer verwenden, das bis auf zwei Stellen nach dem Komma abgelesen werden kann
- bei der Eintragung ins Zyklusblatt auf ein halbes Zehntel Grad Celsius auf- bzw. abrunden
- bei unklarem Kurvenverlauf im Zweifelsfall mit einem zweiten Thermometer einen Zyklus lang parallel messen

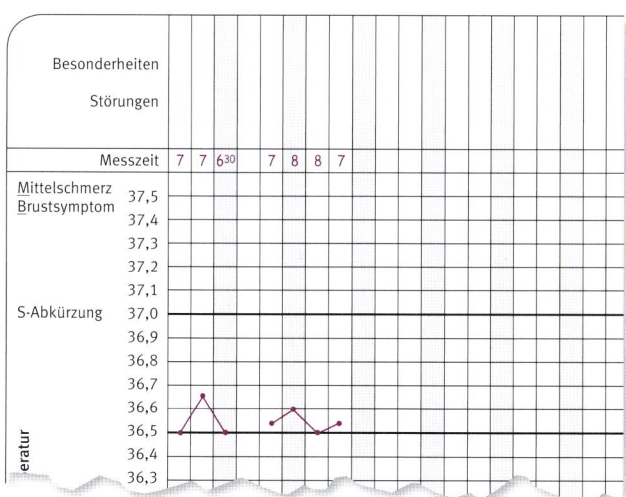

Abb. 4: Eintragen der Temperaturwerte

Training 1

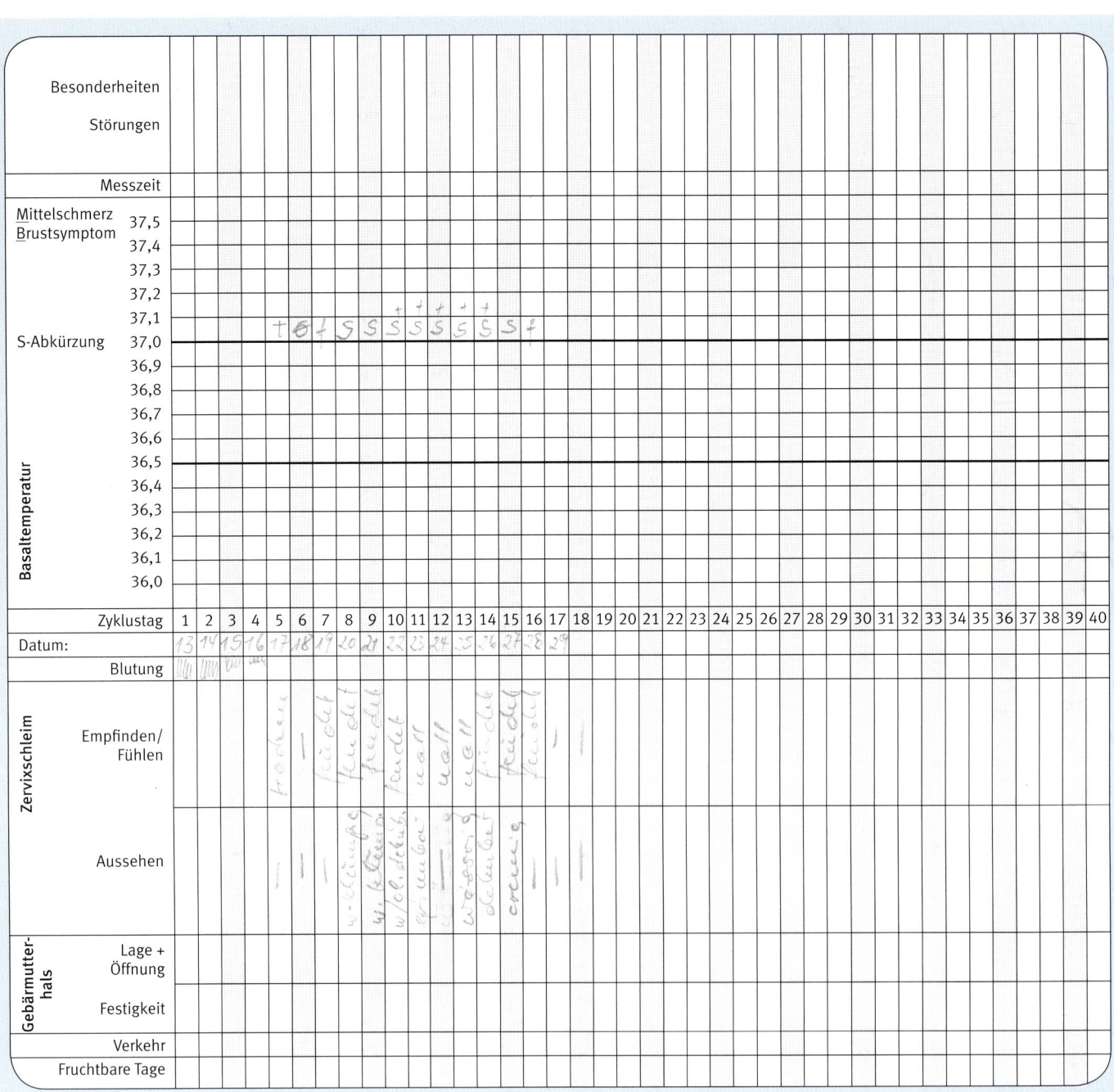

KÖRPERBEOBACHTUNGEN																																										

Besonderheiten / Störungen

Messzeit

Mittelschmerz / Brustsymptom

S-Abkürzung

Temperaturen: 37,5 · 37,4 · 37,3 · 37,2 · 37,1 · 37,0 · 36,9 · 36,8 · 36,7 · 36,6 · 36,5 · 36,4 · 36,3 · 36,2 · 36,1 · 36,0

S-Abkürzung Eintrag (bei ca. 37,0–37,1): t S f S S S S S S S S S f mit + Zeichen

Basaltemperatur

Zyklustag	1	2	3	4	5	6	7	8	9	10	11	12	13	14	15	16	17	18	19	20	21	22	23	24	25	26	27	28	29	30	31	32	33	34	35	36	37	38	39	40
Datum:	13	14	15	16	17	18	19	20	21	22	23	24	25	26	27	28	29																							
Blutung	✗	✗	◍	◍																																				

Zervixschleim

Empfinden / Fühlen (handschriftliche Einträge ab Zyklustag ~5): trocken, feucht, feucht, feucht, feucht, wall, wall, feucht, feucht, feucht

Aussehen (handschriftliche Einträge): w/klümpig, w/klein, w/klebt, gelben, wasser g, de klein bst, creeme g

Gebärmutterhals

Lage + Öffnung

Festigkeit

Verkehr

Fruchtbare Tage

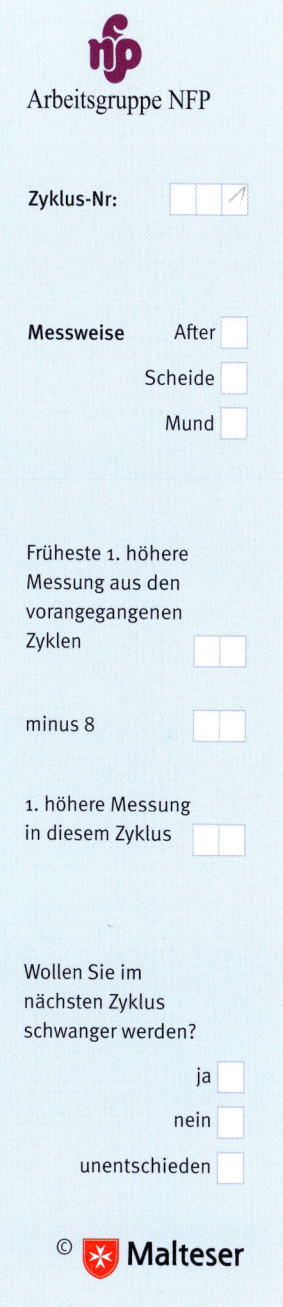

Eintragen der Schleimbeobachtungen

» Susanne P., zurzeit kein Kinderwunsch, hat sich entschlossen, NFP zu erlernen, und zeichnet ihren ersten Zyklus auf.

Tragen Sie bitte ins Zyklusblatt ein: alle wichtigen Angaben, die Zervixschleimbeobachtungen, und die Abkürzungen für die Zervixschleimbeobachtungen (auf der 37 °C-Linie). (Lösung in Training 2)

1. Zyklustag: Der Zyklus beginnt mit dem ersten Tag der Regelblutung. Für Susanne P. ist das der 11. Oktober.
2. bis 4. Zyklustag: Die Menstruationsblutung ist an den ersten beiden Tagen ziemlich stark, am dritten und vierten Tag deutlich schwächer.
5. Zyklustag: Susanne P. blutet nicht mehr. Sie empfindet den Scheideneingang als trocken und beobachtet keinen Schleim.
6. Zyklustag: Sie spürt am Scheideneingang nichts, hat auch keine Empfindung von „feucht" und kann keinen Schleim sehen
7. Zyklustag: Susanne P. fühlt sich einige Male feucht, kann aber keinen Schleim sehen.
8. und 9. Zyklustag: Sie empfindet wieder Feuchtigkeit und beobachtet weißlichen, klumpigen Schleim, der nicht dehnbar ist.
10. Zyklustag: Sie beobachtet tagsüber weißlichen Schleim und fühlt sich feucht. Abends ist der Schleim glasig und dehnbar.
11. Zyklustag: Tagsüber hat sie das Gefühl, dass das Toilettenpapier leicht über den Scheideneingang rutscht, sie fühlt sich am Scheideneingang nass und kann fadenziehenden Schleim von mehreren Zentimetern beobachten.
12. und 13. Zyklustag: Susanne P. empfindet am Scheideneingang absolute Nässe, am 13. Tag hat sie sogar das Gefühl, dass es wegrinnt wie Wasser.
14. Zyklustag: Sie fühlt sich den ganzen Tag feucht und beobachtet dehnbaren Schleim.
15. Zyklustag: Das feuchte Gefühl bleibt weiter erhalten, der Schleim sieht aber jetzt cremig aus.
16. Zyklustag: Der Scheidenbereich fühlt sich zwar noch feucht an, Susanne P. kann aber keinen Schleim mehr sehen.
17. und 18. Zyklustag: Sie kann nun keinen Schleim mehr empfinden und auch nichts mehr sehen.

Training 2

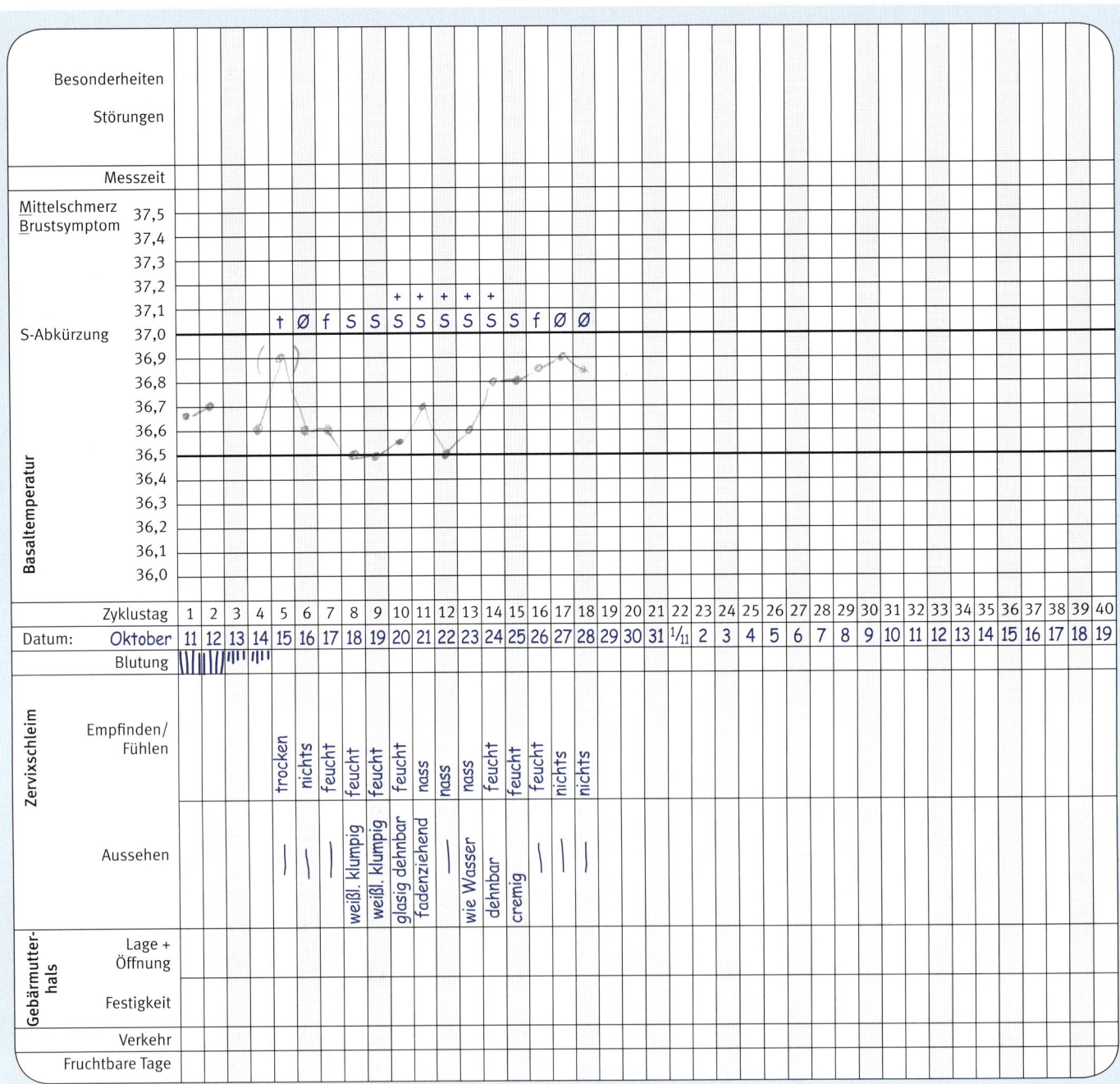

		1	2	3	4	5	6	7	8	9	10	11	12	13	14	15	16	17	18	19	20	21	22	23	24	25	26	27	28	29	30	31	32	33	34	35	36	37	38	39	40
Besonderheiten																																									
Störungen																																									
Messzeit																																									

Basaltemperatur / S-Abkürzung

| S-Abkürzung | | † | Ø | f | S | S | S | S | S | S | S | S | S | f | Ø | Ø | | | | | | | | |

Mittelschmerz / Brustsymptom: 37,5 37,4 37,3 37,2 37,1 37,0 36,9 36,8 36,7 36,6 36,5 36,4 36,3 36,2 36,1 36,0

+ markings above days 11–15

Zyklustag	1	2	3	4	5	6	7	8	9	10	11	12	13	14	15	16	17	18	19	20	21	22	23	24	25	26	27	28	29	30	31	32	33	34	35	36	37	38	39	40
Datum: Oktober	11	12	13	14	15	16	17	18	19	20	21	22	23	24	25	26	27	28	29	30	31	1/11	2	3	4	5	6	7	8	9	10	11	12	13	14	15	16	17	18	19
Blutung	‖	‖	‖	‖	‖																																			

Zervixschleim

Empfinden/Fühlen (ab Tag 5): trocken, nichts, feucht, feucht, feucht, feucht, nass, nass, nass, feucht, feucht, feucht, nichts, nichts

Aussehen: weißl. klumpig, weißl. klumpig, glasig dehnbar, fadenziehend, wie Wasser, dehnbar, cremig

Gebärmutterhals

Lage + Öffnung																																									
Festigkeit																																									
Verkehr																																									
Fruchtbare Tage																																									

Eintragen der Temperatur

》 Susanne P. misst jeden Morgen zwischen 7 und 8 Uhr rektal ihre Basaltemperatur mit einem Quecksilberthermometer.

Tragen Sie bitte alle wichtigen Beobachtungen in das Zyklusblatt ein.
Die Lösung von Training 1 ist hier bereits eingetragen.

1. Zyklustag: Sie liest zwischen den Teilstrichen 36,6 und 36,7 ab.
2. Zyklustag: Sie liest bei 36,7 ab.
3. Zyklustag: Sie vergisst zu messen.
4. Zyklustag: Das Thermometer zeigt 36,6.
5. Zyklustag: Susanne P. misst erst um 10 Uhr, weil sie am Abend vorher bei einer feucht-fröhlichen Party Alkohol getrunken hat. Das Thermometer zeigt 36,9.
6. Zyklustag: Die morgendliche Aufwachtemperatur liegt bei 36,6.
7. Zyklustag: Die morgendliche Aufwachtemperatur liegt ebenfalls bei 36,6.
8. und 9. Zyklustag: Susanne P. liest das Thermometer bei 36,5 ab.
10. Zyklustag: Die Temperatursäule steht zwischen den Teilstrichen 36,5 und 36,6.
11. Zyklustag: Susanne P. liest eine Aufwachtemperatur von 36,7 ab.
12. Zyklustag: Die Temperatur geht auf 36,5 zurück.
13. Zyklustag: Das Thermometer zeigt 36,6.
14. und 15. Zyklustag: Die Temperatur zeigt an beiden Tagen 36,8.
16. Zyklustag: Susanne P. misst 36,85.
17. Zyklustag: Die Temperatur liegt bei 36,9.
18. Zyklustag: Jetzt misst Susanne P. wieder 36,85.

Da Susanne P. die Möglichkeiten zur Bestimmung der unfruchtbaren Zeit am Zyklusanfang noch nicht kennt und auch nichts über ihre vergangenen Zyklen weiß, muss sie im 1. Zyklus zunächst einmal vom 1. Tag an Fruchtbarkeit annehmen.

Deshalb trägt sie in der Zeile „Fruchtbare Tage" jeden Tag ein „F" ein, und zwar so lange, bis sie mit Hilfe der NFP-Regeln den Beginn der unfruchtbaren Zeit nach dem Eisprung feststellen kann.

Arbeitsgruppe NFP

Zyklus-Nr: 1

Messweise
After
Scheide
Mund

Früheste 1. höhere Messung aus den vorangegangenen Zyklen

minus 8

1. höhere Messung in diesem Zyklus

Wollen Sie im nächsten Zyklus schwanger werden?
ja
nein X
unentschieden

© Malteser

Training 2 | Lösung

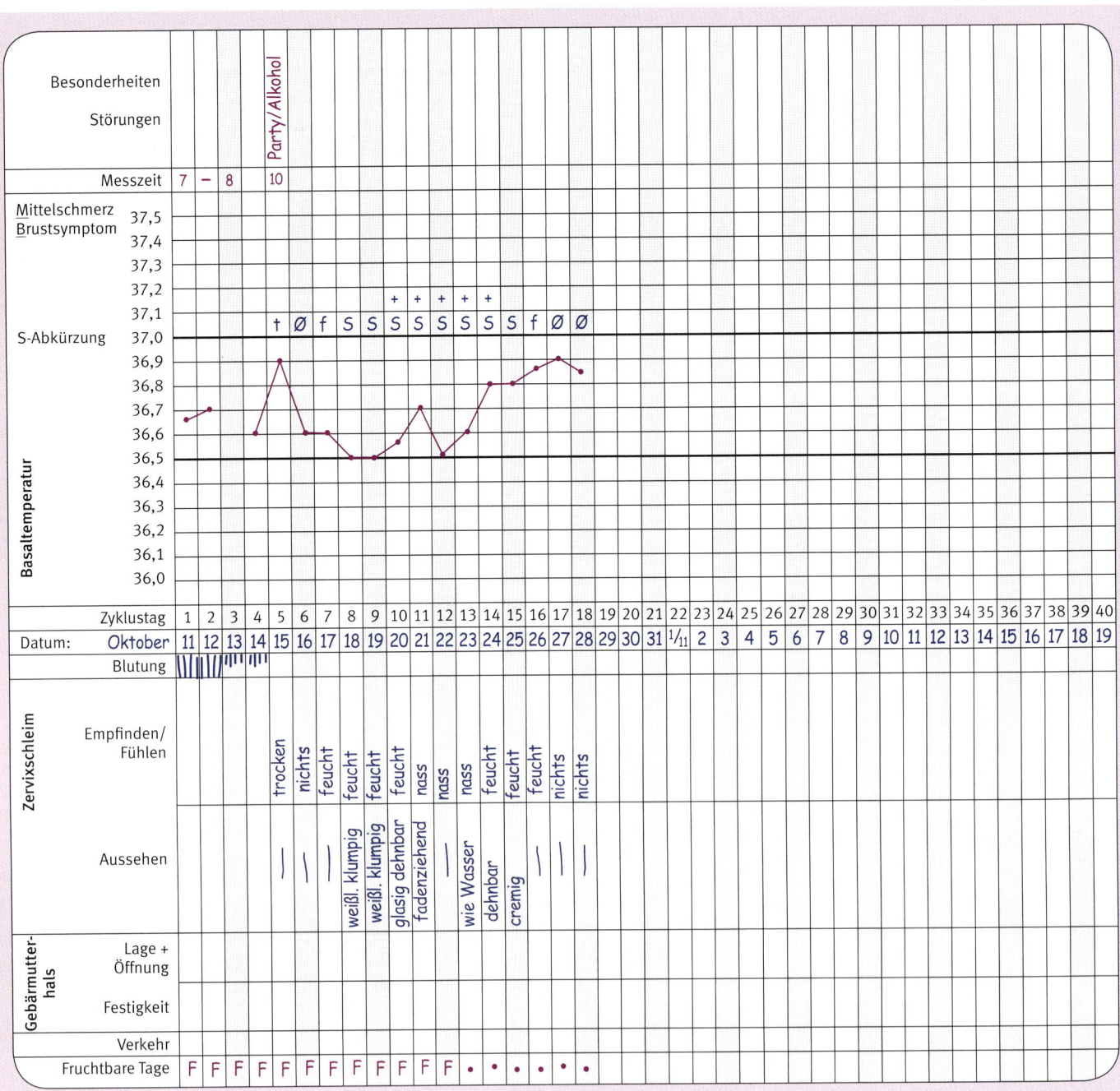

Besonderheiten Störungen			Party/Alkohol																																						
Messzeit	7	–	8	10																																					

Zyklustag: 1 2 3 4 5 6 7 8 9 10 11 12 13 14 15 16 17 18 19 20 21 22 23 24 25 26 27 28 29 30 31 32 33 34 35 36 37 38 39 40

Datum: Oktober 11 12 13 14 15 16 17 18 19 20 21 22 23 24 25 26 27 28 29 30 31 1/11 2 3 4 5 6 7 8 9 10 11 12 13 14 15 16 17 18 19

S-Abkürzung: † Ø f S S S S S S S S f Ø Ø (mit + bei Tagen 11–15)

Zervixschleim – Empfinden/Fühlen: trocken, nichts, feucht, feucht, feucht, feucht, nass, nass, nass, feucht, feucht, feucht, nichts, nichts

Aussehen: weißl. klumpig, weißl. klumpig, glasig dehnbar, fadenziehend, wie Wasser, dehnbar, cremig

Fruchtbare Tage: F F F F F F F F F F F F F • • • • • •

22

nfp

Arbeitsgruppe NFP

| Zyklus-Nr: | | | 1 |

Messweise

After	X
Scheide	
Mund	

Früheste 1. höhere
Messung aus den
vorangegangenen
Zyklen

minus 8

1. höhere Messung
in diesem Zyklus

Wollen Sie im
nächsten Zyklus
schwanger werden?

ja	
nein	X
unentschieden	

© ✠ **Malteser**

Eintragen der Temperatur

>> Susanne P. hat alle Temperaturwerte, die sie gemessen hat, eingetragen. Da sie am 3. Zyklustag nicht gemessen hat und dieser Wert fehlt, werden die Messwerte vom 2. und 4. Zyklustag nicht miteinander verbunden.

KÖRPERBEOBACHTUNGEN

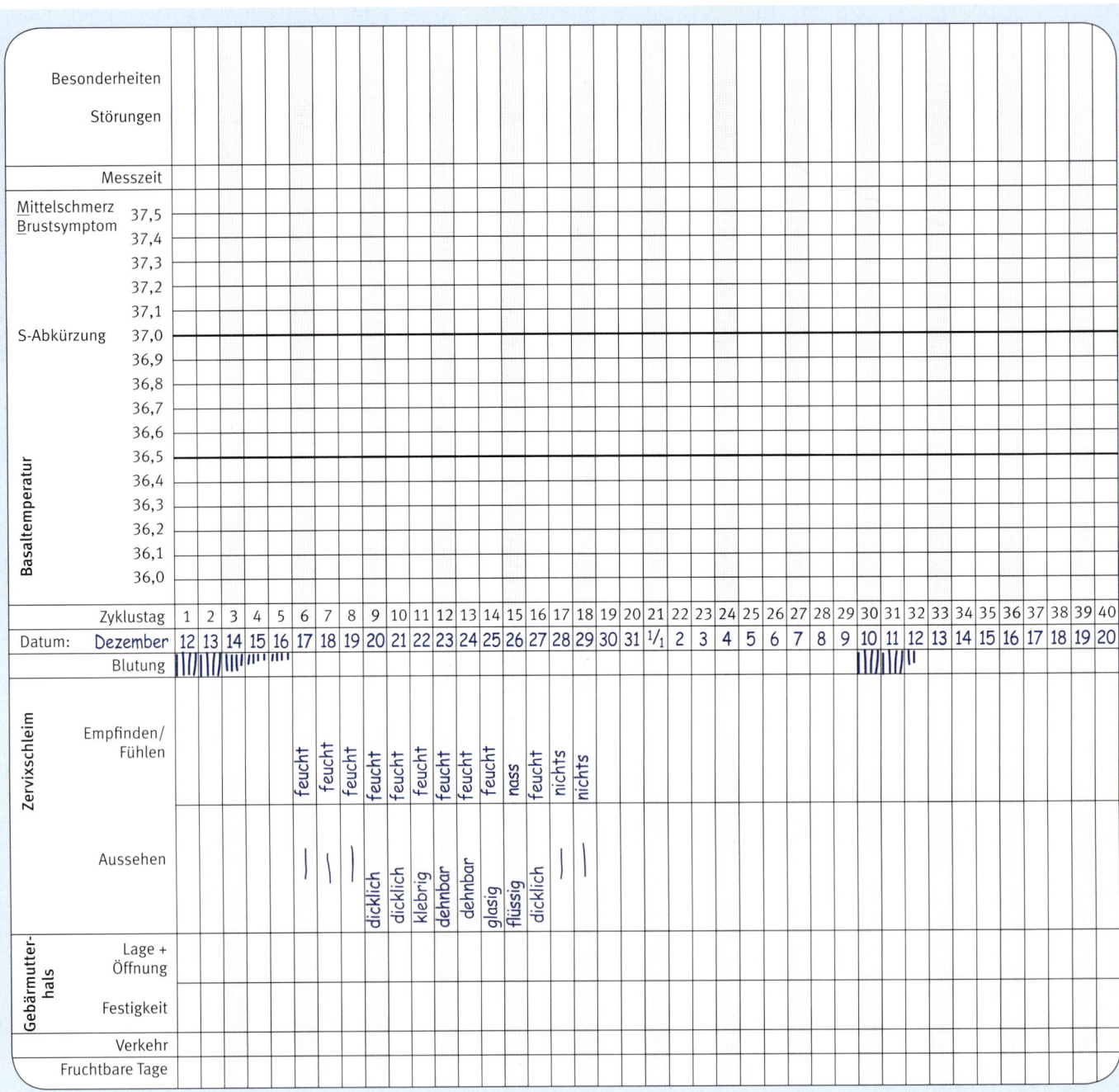

	Zyklustag	1	2	3	4	5	6	7	8	9	10	11	12	13	14	15	16	17	18	19	20	21	22	23	24	25	26	27	28	29	30	31	32	33	34	35	36	37	38	39	40
Datum: Dezember		12	13	14	15	16	17	18	19	20	21	22	23	24	25	26	27	28	29	30	31	1/1	2	3	4	5	6	7	8	9	10	11	12	13	14	15	16	17	18	19	20

Basaltemperatur: 37,5 / 37,4 / 37,3 / 37,2 / 37,1 / 37,0 / 36,9 / 36,8 / 36,7 / 36,6 / 36,5 / 36,4 / 36,3 / 36,2 / 36,1 / 36,0

Empfinden/Fühlen: feucht, feucht, feucht, feucht, feucht, feucht, feucht, feucht, feucht, nass, feucht, nichts, nichts

Aussehen: dicklich, dicklich, klebrig, dehnbar, dehnbar, glasig, flüssig, dicklich

Arbeitsgruppe NFP

Zyklus-Nr: 3

Messweise After

Scheide

Mund

Früheste 1. höhere
Messung aus den
vorangegangenen
Zyklen

minus 8

1. höhere Messung
in diesem Zyklus

Wollen Sie im
nächsten Zyklus
schwanger werden?

ja

nein

unentschieden

© Malteser

Eintragen von Temperatur und Schleimabkürzungen

» Susanne P. hat nun im dritten Zyklus ein Digitalthermometer angewendet. Sie misst jeden Morgen rektal zwischen 6 und 7 Uhr. Nach dem Signalton misst sie weiter, etwa drei Minuten lang. Sie beginnt mit den Messungen am vierten Zyklustag.

Tragen Sie zunächst die Schleimabkürzungen auf der 37 °C-Linie ein. Danach tragen Sie die Temperaturwerte ein. Runden Sie dabei nach dem üblichen Rundungsverfahren auf ein halbes Zehntel auf bzw. ab (vgl. Tab. 2 und Leitfaden „Natürlich und sicher").

Am 4. Zyklustag zeigt die Digitalanzeige 36.44.
Am 5. Zyklustag zeigt die Digitalanzeige 36.48.
Am 6. Zyklustag zeigt die Digitalanzeige 36.38.
Am 7. Zyklustag zeigt die Digitalanzeige 36.56.
Am 8. Zyklustag zeigt die Digitalanzeige 36.59.
Am 9. Zyklustag zeigt die Digitalanzeige 36.42.
Am 10. Zyklustag zeigt die Digitalanzeige 36.34.
Am 11. Zyklustag zeigt die Digitalanzeige 36.49.
Am 12. Zyklustag zeigt die Digitalanzeige 36.40.
Am 13. Zyklustag zeigt die Digitalanzeige 36.32.
Am 14. Zyklustag zeigt die Digitalanzeige 36.45.
Am 15. Zyklustag zeigt die Digitalanzeige 36.33.
Am 16. Zyklustag zeigt die Digitalanzeige 36.55.
Am 17. Zyklustag zeigt die Digitalanzeige 36.66.
Am 18 Zyklustag zeigt die Digitalanzeige 36.74.

Tab. 2: Digitalthermometer und Rundungsverfahren

Beispiel für das Auf- und Abrunden der ermittelten
Temperaturwerte bei der Messung mit einem Digitalthermometer:

36.50	=	36.50	36.51	=	36.50
36.52	=	36.50	36.53	=	36.55
36.54	=	36.55	36.55	=	36.55
36.56	=	36.55	36.57	=	36.55
36.58	=	36.60	36.59	=	36.60
36.60	=	36.60			

KÖRPERBEOBACHTUNGEN

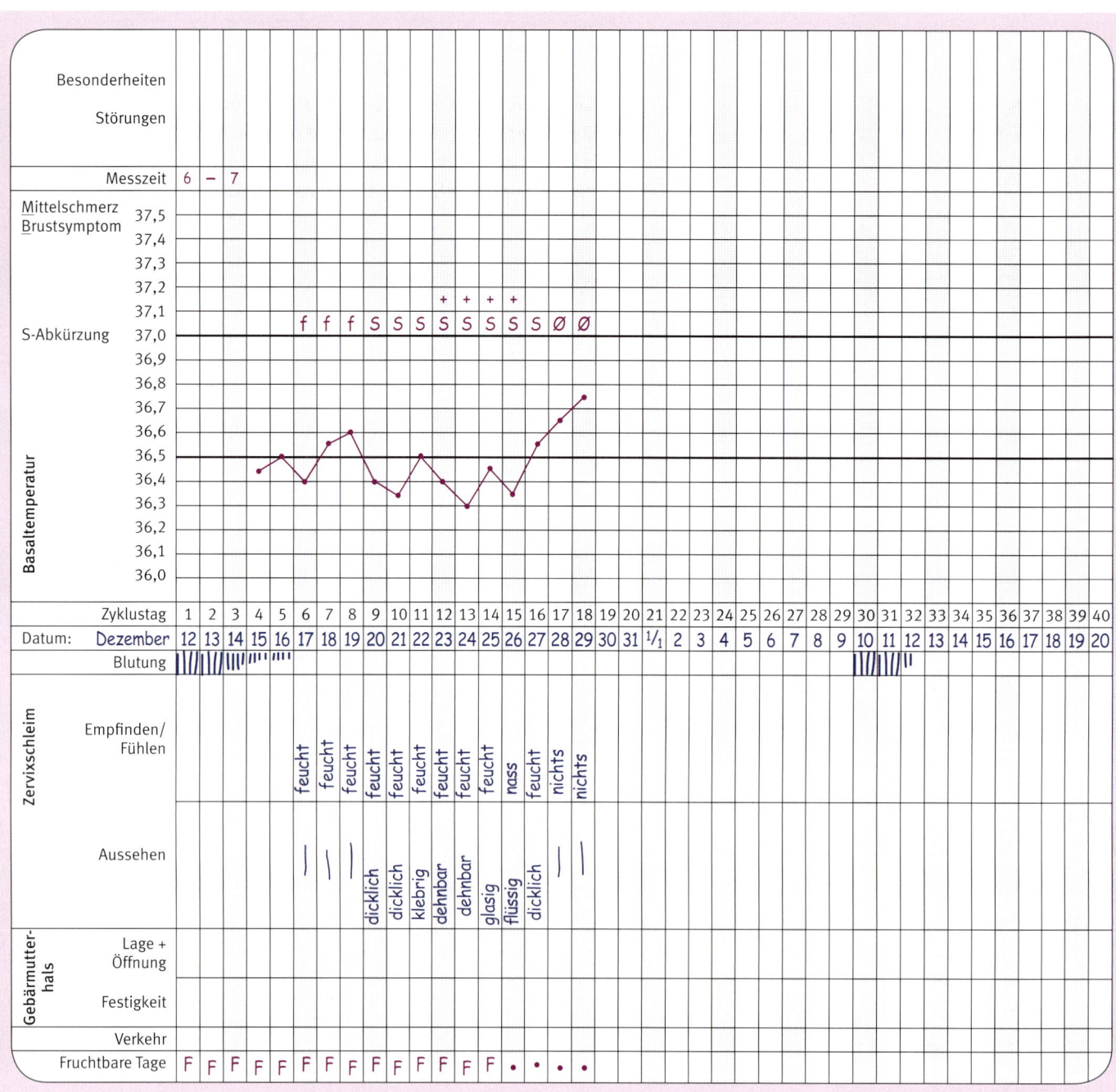

| | | | 1 | 2 | 3 | 4 | 5 | 6 | 7 | 8 | 9 | 10 | 11 | 12 | 13 | 14 | 15 | 16 | 17 | 18 | 19 | 20 | 21 | 22 | 23 | 24 | 25 | 26 | 27 | 28 | 29 | 30 | 31 | 32 | 33 | 34 | 35 | 36 | 37 | 38 | 39 | 40 |

Besonderheiten
Störungen

Messzeit 6 – 7

S-Abkürzung: f f f S S S S S S S S Ø Ø

Basaltemperatur

Mittelschmerz / Brustsymptom: + + + +

Zyklustag: 1 2 3 4 5 6 7 8 9 10 11 12 13 14 15 16 17 18 19 20 21 22 23 24 25 26 27 28 29 30 31 32 33 34 35 36 37 38 39 40

Datum: Dezember 12 13 14 15 16 17 18 19 20 21 22 23 24 25 26 27 28 29 30 31 1/1 2 3 4 5 6 7 8 9 10 11 12 13 14 15 16 17 18 19 20

Zervixschleim

Empfinden/Fühlen: feucht feucht feucht feucht feucht feucht feucht feucht feucht nass feucht nichts nichts

Aussehen: dicklich dicklich klebrig dehnbar dehnbar glasig flüssig dicklich

Gebärmutterhals

Lage + Öffnung

Festigkeit

Verkehr

Fruchtbare Tage: F F F F F F F F F F F F F F F • • • •

26

Arbeitsgruppe NFP

Zyklus-Nr: | | 3 |

Messweise After [X]

Scheide [ ]

Mund [ ]

Früheste 1. höhere Messung aus den vorangegangenen Zyklen | | |

minus 8 | | |

1. höhere Messung in diesem Zyklus | | |

Wollen Sie im nächsten Zyklus schwanger werden?

ja [ ]

nein [ ]

unentschieden [ ]

© ✱ **Malteser**

Eintragen von Temperatur und Schleimabkürzungen

›› Susanne P. hat im dritten Zyklus ihre Temperatur mit einem Digitalthermometer gemessen und die gemessenen Werte in Orientierung an der Beispieltabelle (Tab. 2) ins Zyklusblatt eingetragen und parallel die Schleimabkürzungen bestimmt.

27

Training 4

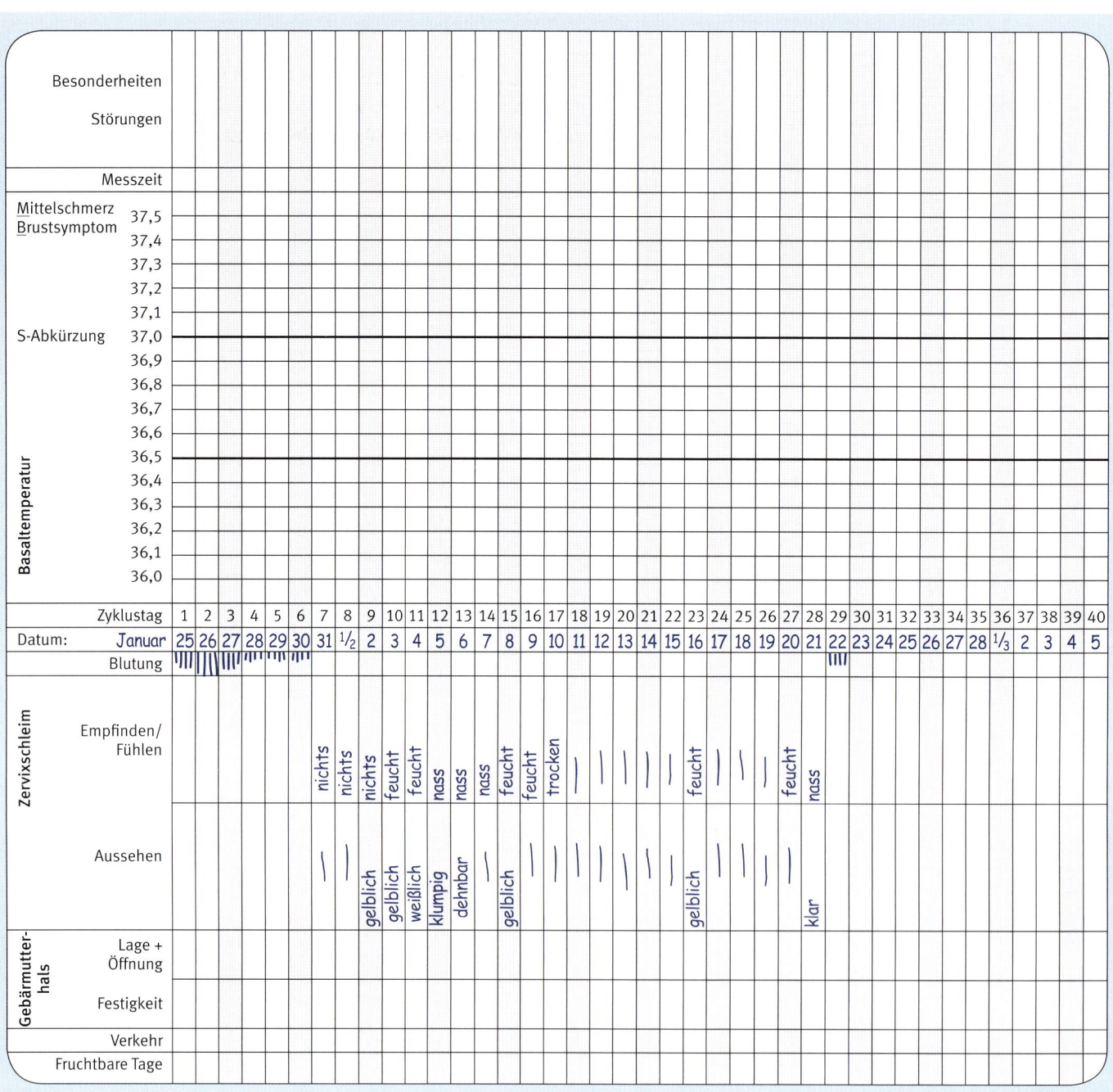

		1	2	3	4	5	6	7	8	9	10	11	12	13	14	15	16	17	18	19	20	21	22	23	24	25	26	27	28	29	30	31	32	33	34	35	36	37	38	39	40
Besonderheiten																																										
Störungen																																										
Messzeit																																										
Mittelschmerz / Brustsymptom	37,5																																									
S-Abkürzung	37,0																																									
Basaltemperatur	36,5																																									
Zyklustag		1	2	3	4	5	6	7	8	9	10	11	12	13	14	15	16	17	18	19	20	21	22	23	24	25	26	27	28	29	30	31	32	33	34	35	36	37	38	39	40
Datum: Januar		25	26	27	28	29	30	31	½	2	3	4	5	6	7	8	9	10	11	12	13	14	15	16	17	18	19	20	21	22	23	24	25	26	27	28	⅓	2	3	4	5
Blutung		||| ||| ||| ||| ||| |||																					|||										

Zervixschleim

Empfinden/Fühlen: nichts, nichts, nichts, feucht, feucht, nass, nass, nass, feucht, feucht, trocken, feucht, feucht, nass

Aussehen: gelblich, gelblich, weißlich, klumpig, dehnbar, gelblich, gelblich, feucht, klar

Gebärmutterhals

Lage + Öffnung

Festigkeit

Verkehr

Fruchtbare Tage

Schleimabkürzungen

>> Julia T., eine 17-jährige Schülerin, erlernt die Schleimbeobachtung, um mehr über ihren Körper zu erfahren. Sie hat noch etwas Schwierigkeiten mit den Schleimabkürzungen.

Tragen Sie die Abkürzungen auf der entsprechenden Linie ein.

nfp

Arbeitsgruppe NFP

Zyklus-Nr: 3

Messweise After

Scheide

Mund

Früheste 1. höhere Messung aus den vorangegangenen Zyklen

minus 8

1. höhere Messung in diesem Zyklus

Wollen Sie im nächsten Zyklus schwanger werden?

ja

nein

unentschieden

© **Malteser**

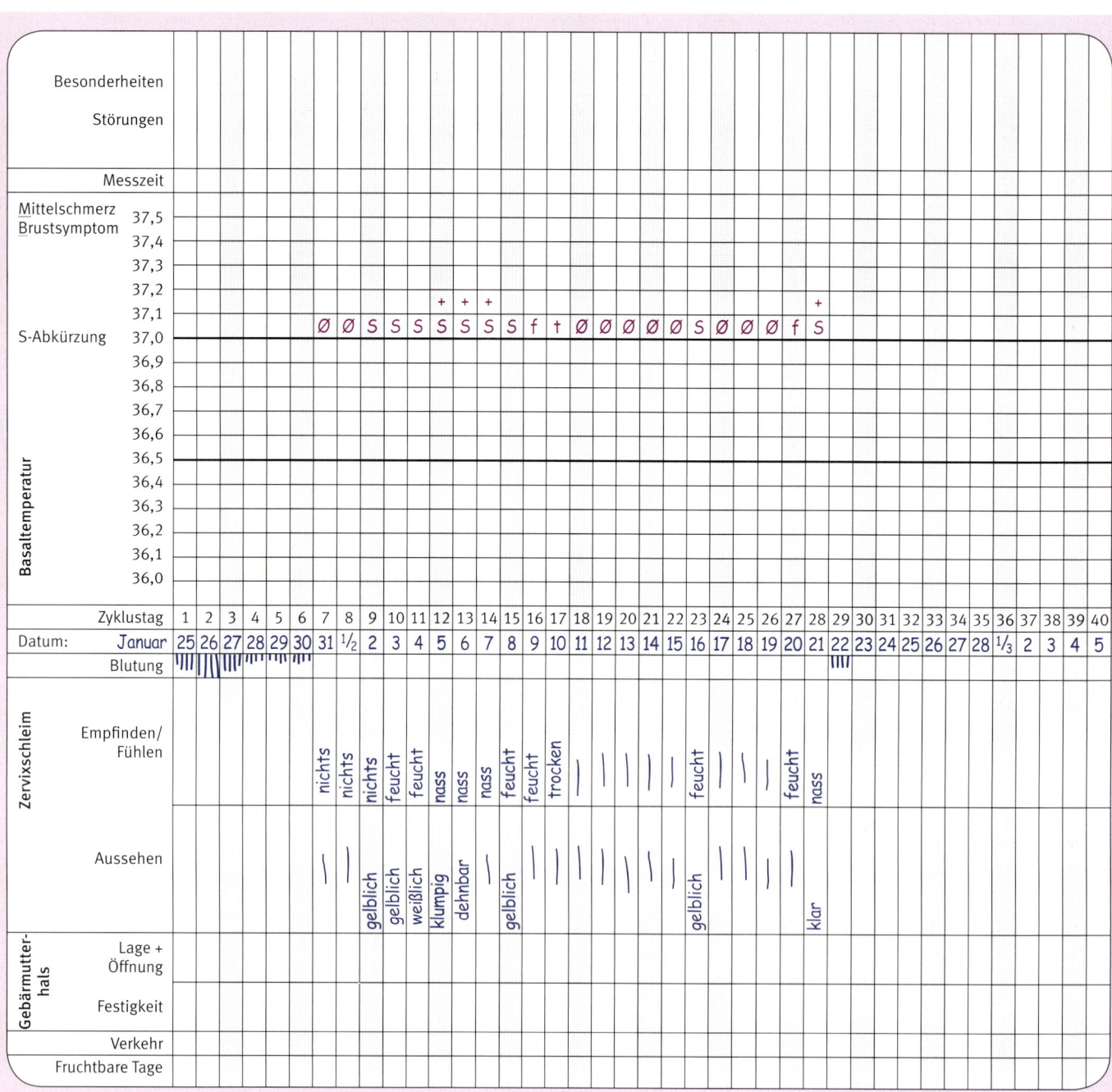

KÖRPERBEOBACHTUNGEN

	Zyklustag	1	2	3	4	5	6	7	8	9	10	11	12	13	14	15	16	17	18	19	20	21	22	23	24	25	26	27	28	29	30	31	32	33	34	35	36	37	38	39	40
Datum:	Januar	25	26	27	28	29	30	31	½	2	3	4	5	6	7	8	9	10	11	12	13	14	15	16	17	18	19	20	21	22	23	24	25	26	27	28	⅓	2	3	4	5

S-Abkürzung: Ø Ø S S S S S S S f † Ø Ø Ø Ø Ø S Ø Ø f S

Empfinden/Fühlen: nichts, nichts, nichts, feucht, feucht, nass, nass, nass, feucht, feucht, trocken, ..., feucht, ..., feucht, nass

Aussehen: gelblich, gelblich, weißlich, klumpig, dehnbar, gelblich, ..., gelblich, ..., klar

Arbeitsgruppe NFP

Zyklus-Nr:	3

Messweise

After

Scheide

Mund

Früheste 1. höhere Messung aus den vorangegangenen Zyklen

minus 8

1. höhere Messung in diesem Zyklus

Wollen Sie im nächsten Zyklus schwanger werden?

ja

nein

unentschieden

© **Malteser**

Schleimabkürzungen

>> Mithilfe der Übersichtstabelle (S. 16) hat Julia T. die Schleimabkürzungen eingetragen.

31

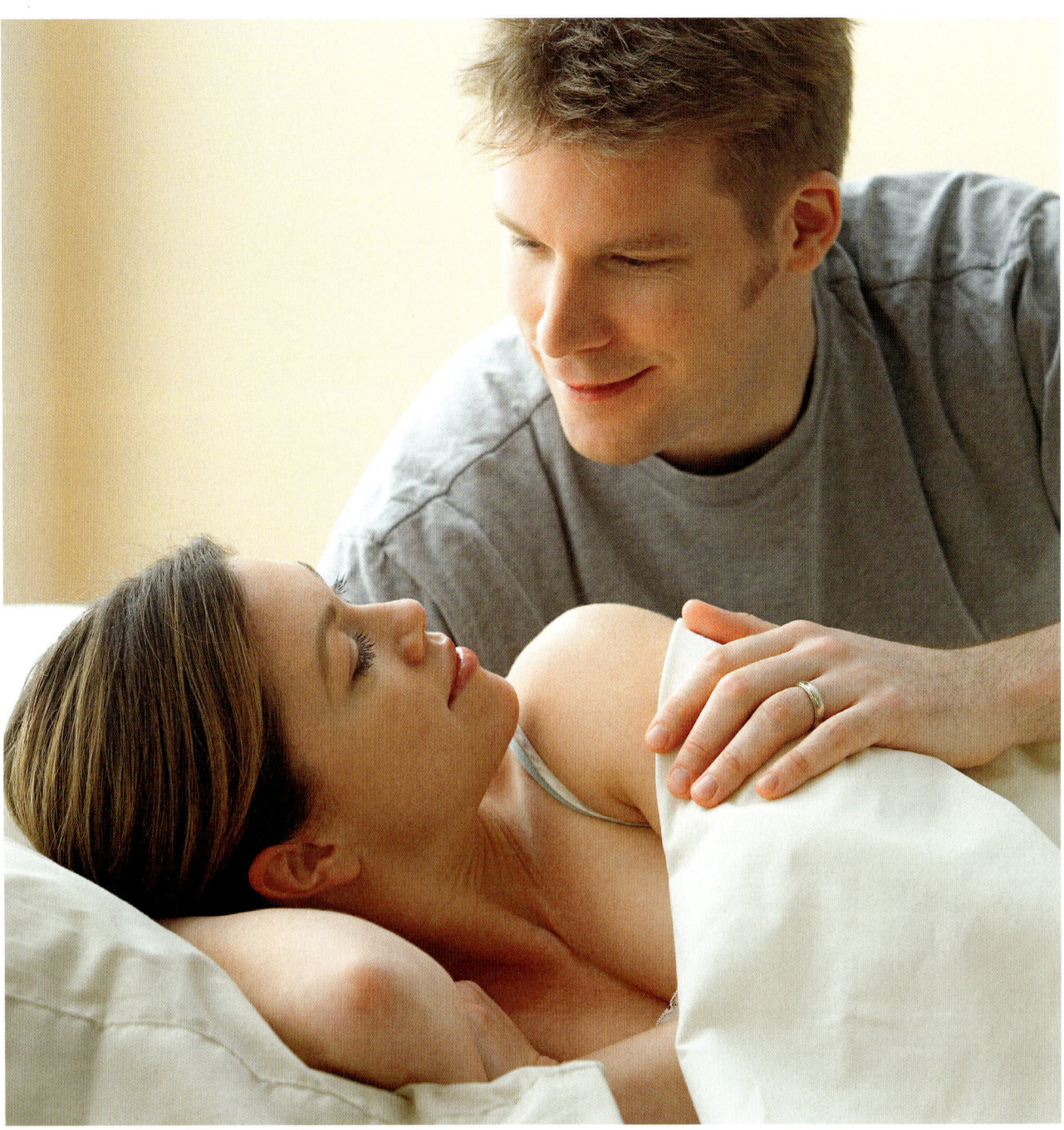

Temperaturmessung

Das Quiz zur Temperaturmessung

Kreuzen Sie im entsprechenden Kästchen an, ob die jeweilige Aussage richtig oder falsch ist.

Wie wird's gemacht?	richtig	falsch
Die Aufwachtemperatur muss morgens nach dem Aufstehen gemessen werden.		
Für die Messung der Temperatur kann man ein normales Quecksilberthermometer verwenden.		
Wenn zu verschiedenen Zeiten gemessen wird, stört dies auf jeden Fall die Temperatur.		
Zumindest die von der üblichen Messzeit abweichenden Zeiten müssen im Zyklusblatt vermerkt werden.		
Wenn die Nachtruhe gestört war, sollte man vor der Messung mindestens eine Stunde geschlafen haben.		
Ein Thermometerwechsel ist für die Temperaturauswertung bedeutungslos.		
Die Temperatur kann im After (rektal), in der Scheide (vaginal) oder im Mund (oral) gemessen werden.		
Es sollte in einem Zyklus immer eine Messweise beibehalten werden, die auf dem Zyklusblatt vermerkt wird.		
Im After muss etwa 10 Minuten gemessen werden.		
Im Laufe des Vormittags kann man jederzeit messen, ohne dass das Auswirkungen auf den Temperaturwert hat.		
Es ist bedeutungslos, wenn der Temperaturwert heute sofort und morgen erst einige Stunden nach der Messung abgelesen wird.		
Wenn Veränderungen der gewohnten Lebensumstände, wie z. B. Stress, Reise oder Krankheit eintreten, so muss das auf dem Zyklusblatt in der Spalte „Störungen und Besonderheiten" vermerkt werden.		
Bei der Messung mit einem Digitalthermometer wird präzise der Wert eingetragen, der angezeigt wird.		
Ereignisse, die die Temperatur stören könnten, werden immer an dem Tag ins Zyklusblatt eingetragen, an dem sie sich auswirken.		

Training 5 | Lösung

Lösung Temperaturmessung

Wie wird's gemacht?	richtig	falsch
Die Aufwachtemperatur muss morgens nach dem Aufstehen gemessen werden.		X
Für die Messung der Temperatur kann man ein normales Quecksilberthermometer verwenden.	X	
Wenn zu verschiedenen Zeiten gemessen wird, stört dies auf jeden Fall die Temperatur.		X
Zumindest die von der üblichen Messzeit abweichenden Zeiten müssen im Zyklusblatt vermerkt werden.	X	
Wenn die Nachtruhe gestört war, sollte man vor der Messung mindestens eine Stunde geschlafen haben.	X	
Ein Thermometerwechsel ist für die Temperaturauswertung bedeutungslos.		X
Die Temperatur kann im After (rektal), in der Scheide (vaginal) oder im Mund (oral) gemessen werden.	X	
Es sollte in einem Zyklus immer eine Messweise beibehalten werden, die auf dem Zyklusblatt vermerkt wird.	X	
Im After muss etwa 10 Minuten gemessen werden.		X
Im Laufe des Vormittags kann man jederzeit messen, ohne dass das Auswirkungen auf den Temperatur-wert hat.		X
Es ist bedeutungslos, wenn der Temperaturwert heute sofort und morgen erst einige Stunden nach der Messung abgelesen wird.		X
Wenn Veränderungen der gewohnten Lebensumstände, wie z.B. Stress, Reise oder Krankheit eintreten, so muss das auf dem Zyklusblatt in der Spalte „Störungen und Besonderheiten" vermerkt werden.	X	
Bei der Messung mit einem Digitalthermometer wird präzise der Wert eingetragen, der angezeigt wird.		X
Ereignisse, die die Temperatur stören könnten, werden immer an dem Tag ins Zyklusblatt eingetragen, an dem sie sich auswirken.	X	

(Begründung und ausführliche Erläuterungen siehe Leitfaden „Natürlich und sicher")

Beobachten des Gebärmutterhalses und Eintragen ins Zyklusblatt

Der Gebärmutterhals unterliegt ebenso wie Zervixschleim und Temperatur zyklischen Veränderungen, die ebenfalls zur Selbstbeobachtung herangezogen werden können. Die Beobachtung des Gebärmutterhalses ist eine Alternative zur Schleimbeobachtung. Es empfiehlt sich aber, diese Selbstbeobachtung erst dann zu erlernen, wenn die Beobachtung des Zervixschleims sicher beherrscht wird. Erfahrungsgemäß ist das frühestens im zweiten Beobachtungszyklus der Fall.

Wie wird der Gebärmutterhals untersucht?
- einmal täglich
- in der gleichen Position und immer mit dem gleichen Finger
- in leicht gebeugter Haltung

Was wird beurteilt?
- der Öffnungsgrad des Muttermunds (offen oder geschlossen)
- die Lage (tief oder hoch)
- die Festigkeit (hart oder weich)

Beobachten weiterer Zeichen und Eintragen ins Zyklusblatt

Zu den häufiger im Zyklus auftretenden weiteren Zeichen der Fruchtbarkeit zählen Brustsymptom und Mittelschmerz, aber auch Hauterscheinungen, Wassereinlagerungen (Ödeme), Gewichtsschwankungen, körperliche Leistungsfähigkeit, gesteigerte oder verminderte Libido etc.. Diese Zeichen können zwar nicht nach einem festen Regelwerk ausgewertet werden. Sie liefern den Frauen aber wertvolle Zusatzinformationen.

Brustsymptom (B) und Mittelschmerz (M) werden in den dafür vorgesehenen Zeilen im Zyklusblatt eingetragen, weitere Zeichen in der Spalte „Störungen und Besonderheiten" vermerkt.

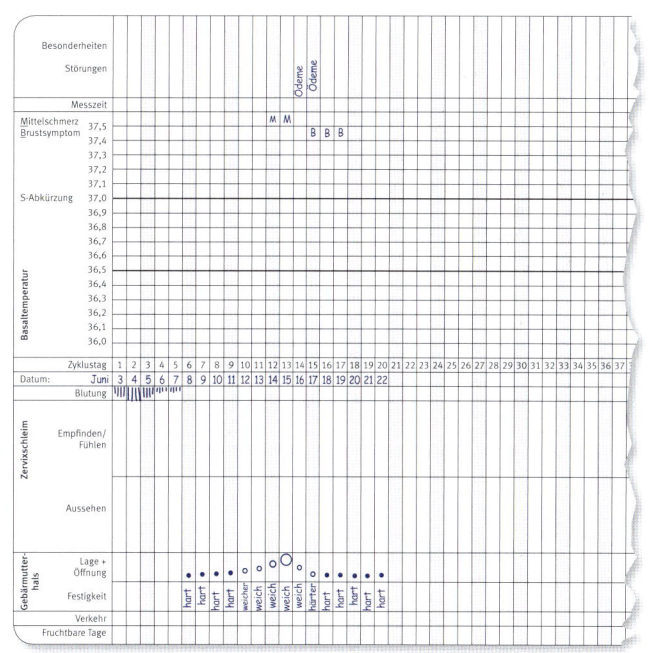

Abb. 5: Eintragen Beobachtungen Gebärmutterhals und weiterer Zeichen

35

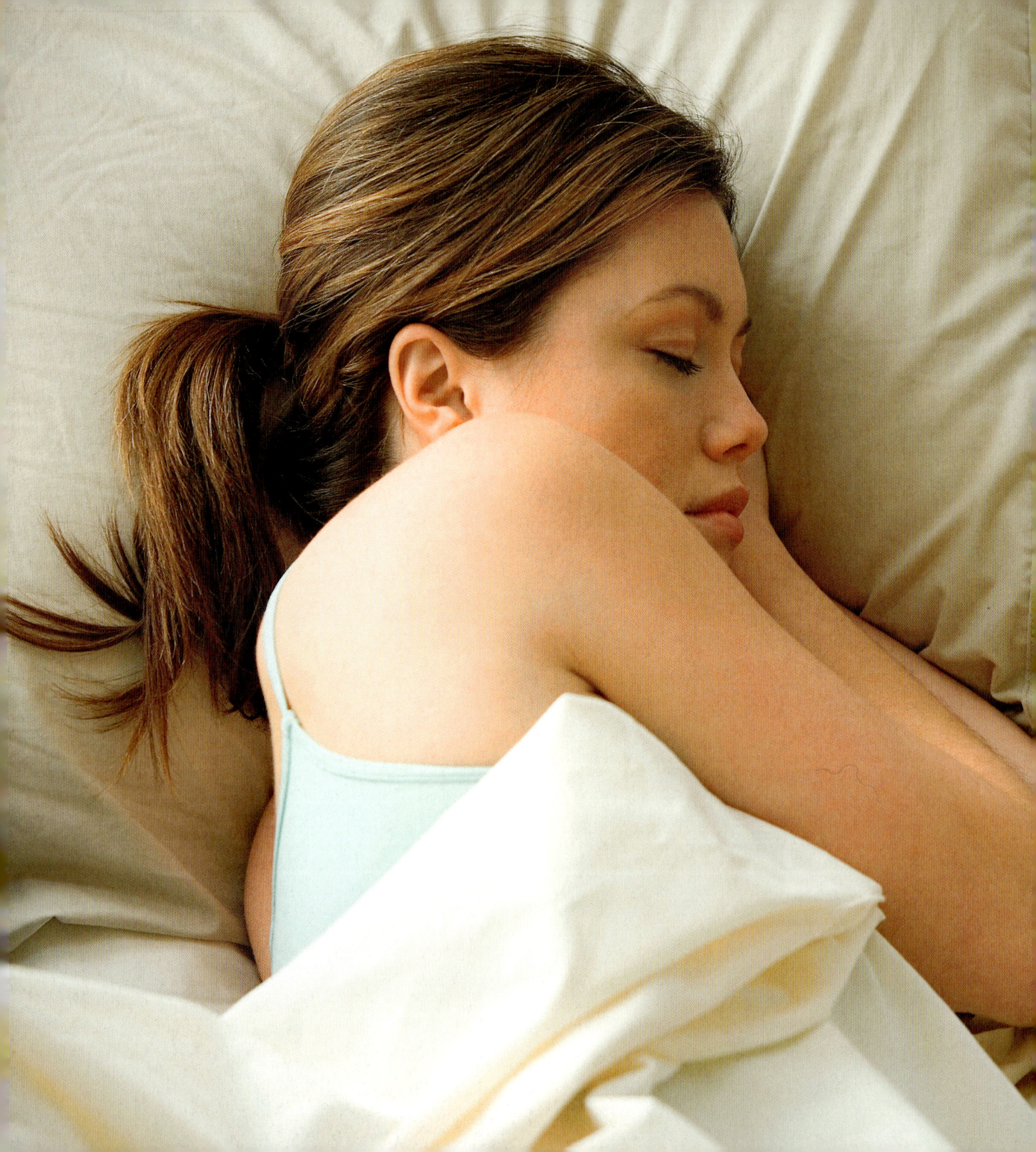

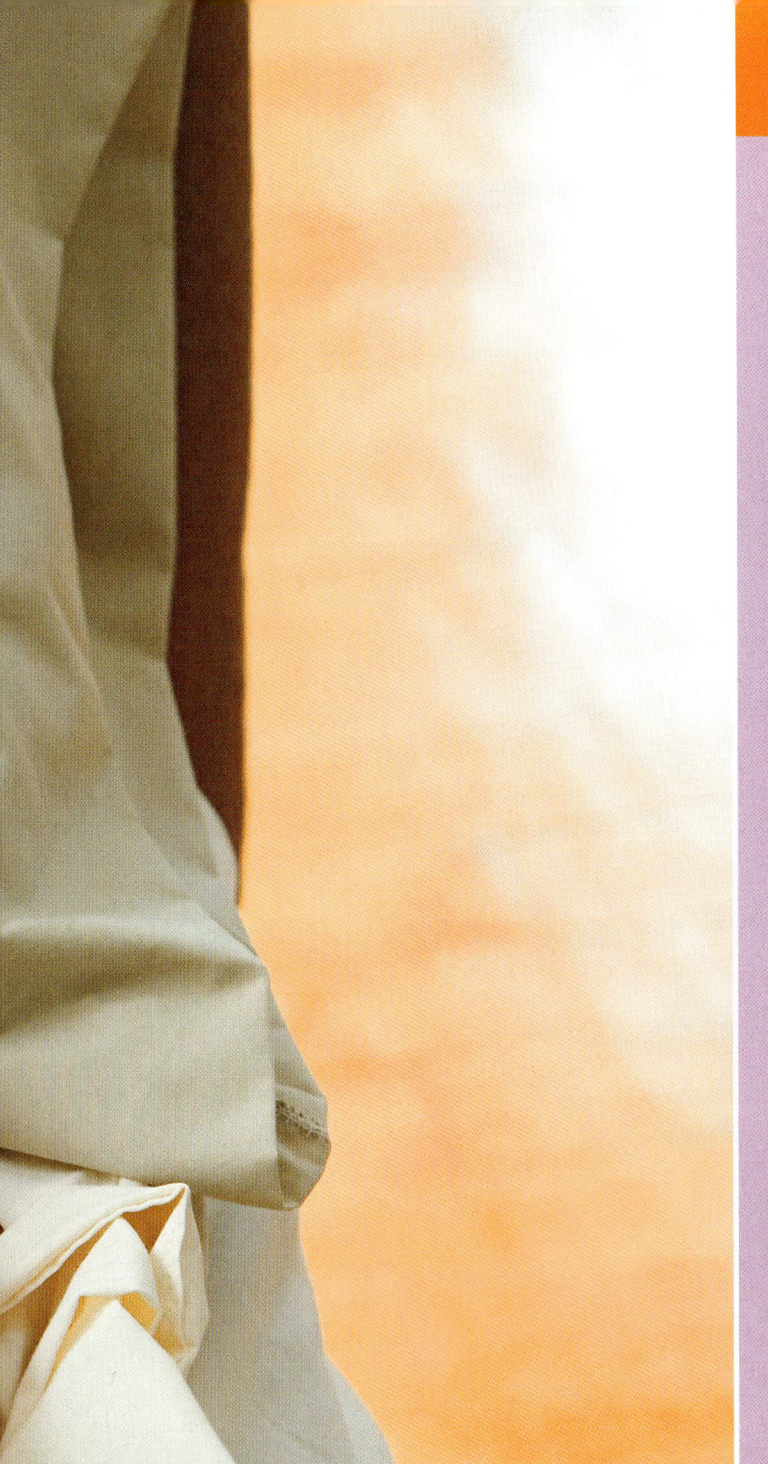

2

Die unfruchtbare Zeit nach dem Eisprung

Mithilfe der Zyklusbeobachtungen werden die fruchtbaren und unfruchtbaren Phasen im Zyklus bestimmt. In diesem Kapitel wird erläutert, wie die unfruchtbare Zeit nach dem Eisprung in doppelter Kontrolle von Zervixschleim und Basaltemperatur sicher erfasst werden kann, und anhand von Zyklustrainings vertieft.

Kapitel 2

Bestimmen der unfruchtbaren Zeit nach dem Eisprung

Für eine NFP-Anfängerin ist die Bestimmung der unfruchtbaren Zeit nach dem Eisprung am einfachsten. Mit Schleimbeobachtung und Temperaturaufzeichnungen liegen die notwendigen Informationen dafür vor. Mithilfe des Umschwungs in der Zervixschleimqualität (Höhepunkt des Schleimsymptoms) und des Temperaturanstiegs wird das Ende der fruchtbaren Phase nach dem Prinzip der doppelten Kontrolle bestimmt.

Auswerten der Schleimbeobachtungen

Regel: Höhepunkt des Schleimsymptoms

Der Höhepunkt des Schleimsymptoms ist der letzte Tag mit der individuell besten Schleimqualität. Er kann immer erst im Nachhinein, also am Abend des folgenden Tages bestimmt werden, wenn der Umschwung zu einer verminderten Schleimqualität erfolgt ist.

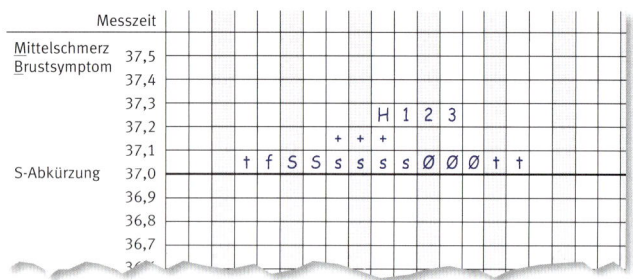

Abb. 6: Höhepunkt des Schleimsymptoms

Wie wird das Schleimsymptom ausgewertet?

Zunächst wird der Höhepunkt des Schleimsymptoms bestimmt und mit einem H über der Schleimabkürzung gekennzeichnet. Danach werden noch drei Tage abgewartet. Sie werden mit 1, 2, 3 gekennzeichnet. Am Abend des 3. Tages nach dem Schleimhöhepunkt ist die Auswertung des Schleimsymptoms abgeschlossen (vgl. Leitfaden „Natürlich und sicher").

Auswerten der Gebärmutterhalsbeobachtungen

Regel: Gebärmutterhals

Die unfruchtbare Zeit nach dem Eisprung beginnt am Abend des dritten Tages mit geschlossenem und hartem Gebärmutterhals.

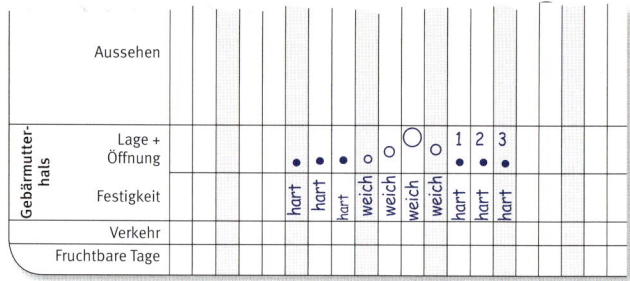

Abb. 7: Auswerten des Gebärmutterhalses

Auswerten der Temperaturmessungen

Regel: Temperaturanstieg

Ein Temperaturanstieg hat dann stattgefunden, wenn sich drei aufeinander folgende Messwerte finden, die alle höher sind als die sechs vorangegangenen Messwerte, wobei die 3. höhere Messung mindestens 2/10 °C (= 2 Kästchen im Zyklusblatt) über dem höchsten der vorangegangenen sechs niedrigeren Temperaturwerte liegen muss.

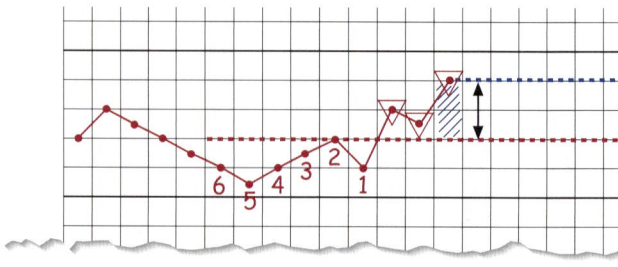

Abb. 8: Auswerten des Temperaturanstiegs

Und so geht's:

Tag für Tag wird jeder neue Temperaturwert mit den jeweils sechs vorangegangenen Werten verglichen. „Gestörte" Temperaturwerte werden dabei ausgeklammert und nicht berücksichtigt. Man sucht den Messwert im Temperaturverlauf, der erstmals höher liegt als jeder der Temperaturwerte, die an den sechs vorangegangenen Tagen gemessen wurden. Durch den höchsten der sechs niedrigen Werte wird eine Hilfslinie gezogen. Auch die Messwerte der beiden folgenden Tage müssen höher liegen als jeder der sechs niedrigen Werte.

Ist die Bedingung für die 3. höhere Messung – 2/10 °C über dem höchsten der vorangegangenen sechs niedrigeren Temperaturwerte – erfüllt, dann werden die drei höheren Messungen auf dem Zyklusblatt mit einem Dreieck markiert. Damit ist die Temperaturauswertung abgeschlossen (vgl. Leitfaden „Natürlich und sicher").

Ausnahmeregel 1 zur Temperatur:

Ist der 3. Temperaturwert keine 2/10 °C höher, muss ein 4. Wert abgewartet werden. Dieser muss ebenfalls höher als die 6 vorangegangenen niedrigen Werte sein, d. h. über der Hilfslinie liegen, aber nicht unbedingt 2/10 °C höher sein.

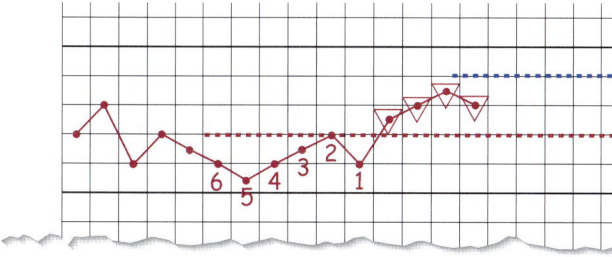

Abb. 9: Ausnahmeregel 1

Ausnahmeregel 2 zur Temperatur:

Zwischen den drei erforderlichen höheren Messungen kann eine unter oder auf die Hilfslinie fallen. Dieser Wert darf nicht berücksichtigt werden und wird deshalb nicht

gekennzeichnet. Der dritte höhere Wert muss aber mindestens 2/10 °C höher liegen.

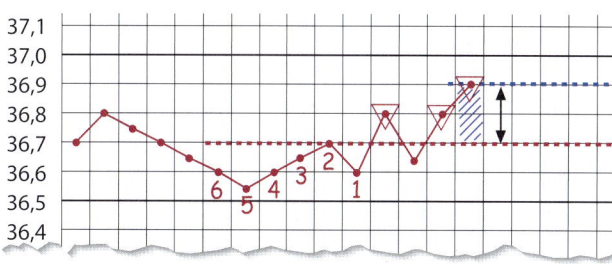

Abb. 10: Ausnahmeregel 2

Ausnahmeregel 1 und 2 dürfen nicht miteinander kombiniert werden!

Bestimmen der unfruchtbaren Zeit nach dem Eisprung

Regel: Doppelte Kontrolle von Temperatur und Zervixschleim

Die unfruchtbare Zeit nach dem Eisprung beginnt entweder am Abend des 3. Tages nach dem Höhepunkt des Schleimsymptoms oder am Abend des Tages mit der 3. höheren Messung, je nachdem, welches von beiden später kommt (vgl. Leitfaden „Natürlich und sicher").

Der Beginn der unfruchtbaren Zeit nach dem Eisprung wird mit F/ in der untersten Zeile des Zyklusblattes („Fruchtbare Tage") markiert.

Eine weitere Möglichkeit

Regel: Doppelte Kontrolle von Temperatur und Gebärmutterhals

Die unfruchtbare Zeit nach dem Eisprung beginnt am Abend des dritten Tages mit geschlossenem, hartem Gebärmutterhals oder am Abend des Tages mit der 3. höheren Messung, je nachdem, welches von beiden später kommt (vgl. Leitfaden „Natürlich und sicher).

DIE UNFRUCHTBARE ZEIT NACH DEM EISPRUNG

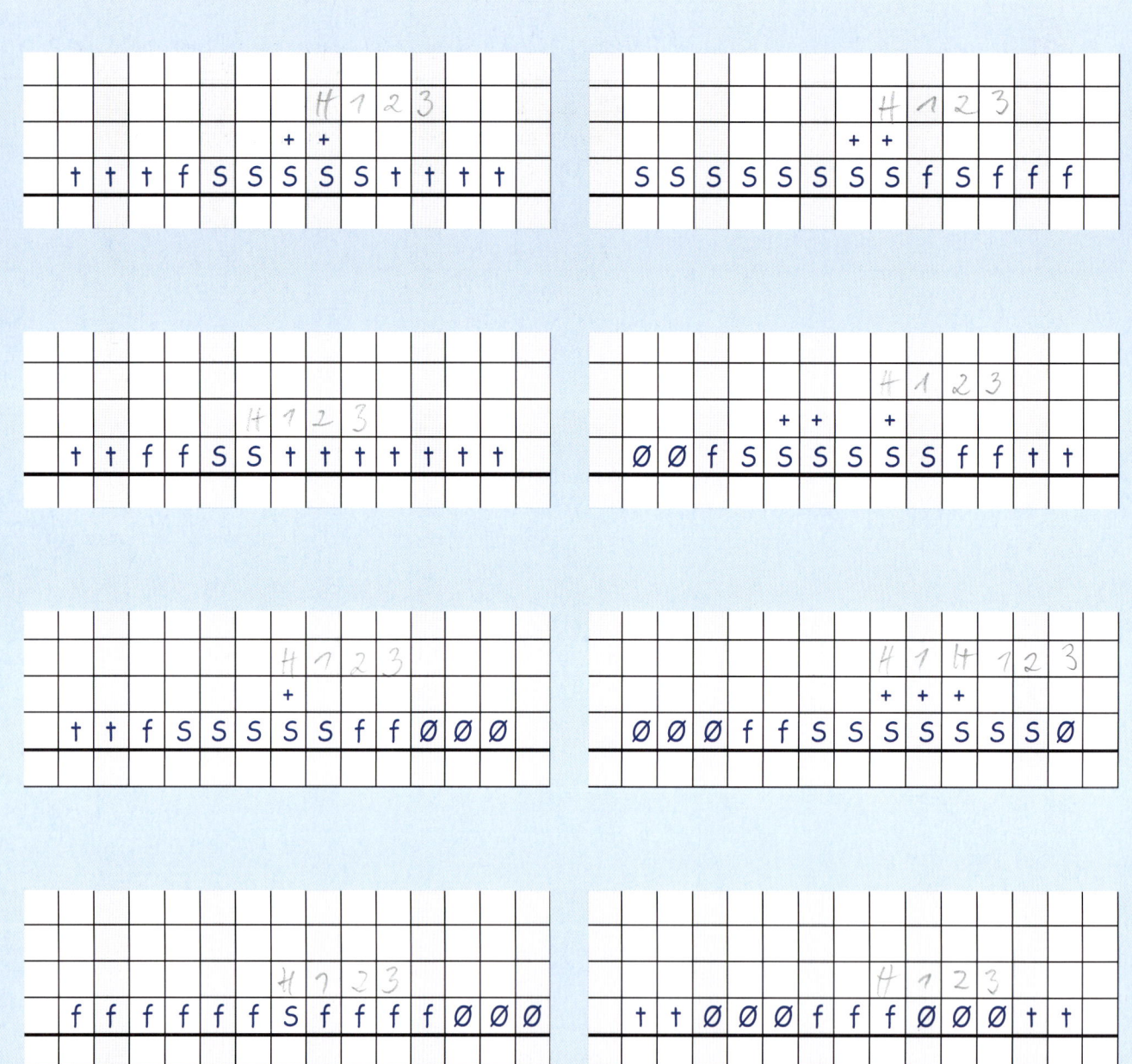

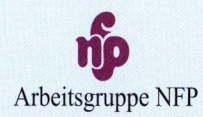

Arbeitsgruppe NFP

Bestimmen des Schleimhöhepunkts

Jede Frau hat ihr individuelles Zervixschleimmuster. Während die meisten Frauen in jedem Zyklus Schleim der $\overset{+}{S}$-Qualität wahrnehmen, beobachten manche diesen Schleimtyp selten oder nie. Trotzdem können diese Frauen ihren Schleimhöhepunkt bestimmen. Hier einige Bespiele.

Werten Sie die Schleimbeobachtungen aus, indem Sie den Schleimhöhepunkt mit einem „H" über der Abkürzung markieren und die drei folgenden Tage nummerieren (H 1 2 3).

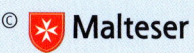

© Malteser

					H	1	2	3				
					+	+						
†	†	†	f	S	S	S	S	S	†	†	†	†

							H	1	2	3			
							+	+					
S	S	S	S	S	S	S	S	S	f	S	f	f	f

				H	1	2	3					
†	†	f	f	S	S	†	†	†	†	†	†	†

				H	1	H	1	2	3			
				+	+		+					
Ø	Ø	f	S	S	S	S	S	S	S	f	f	†	†

			H	1	2	3						
			+									
†	†	f	S	S	S	S	S	f	f	Ø	Ø	Ø

						H	1	2	3			
						+	+	+				
Ø	Ø	Ø	f	f	S	S	S	S	S	S	S	Ø

						H	1	2	3			
f	f	f	f	f	f	S	f	f	f	f	Ø	Ø	Ø

						H	1	2	3			
†	†	Ø	Ø	Ø	f	f	f	Ø	Ø	Ø	†	†

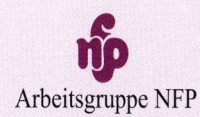

Arbeitsgruppe NFP

Bestimmen des Schleimhöhepunkts

In den Beispielen wird deutlich, dass auch bei Vorliegen von Zervixschleim minderer Qualität der Höhepunkt des Schleimsymptoms sicher zu bestimmen ist.

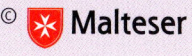

DIE UNFRUCHTBARE ZEIT NACH DEM EISPRUNG

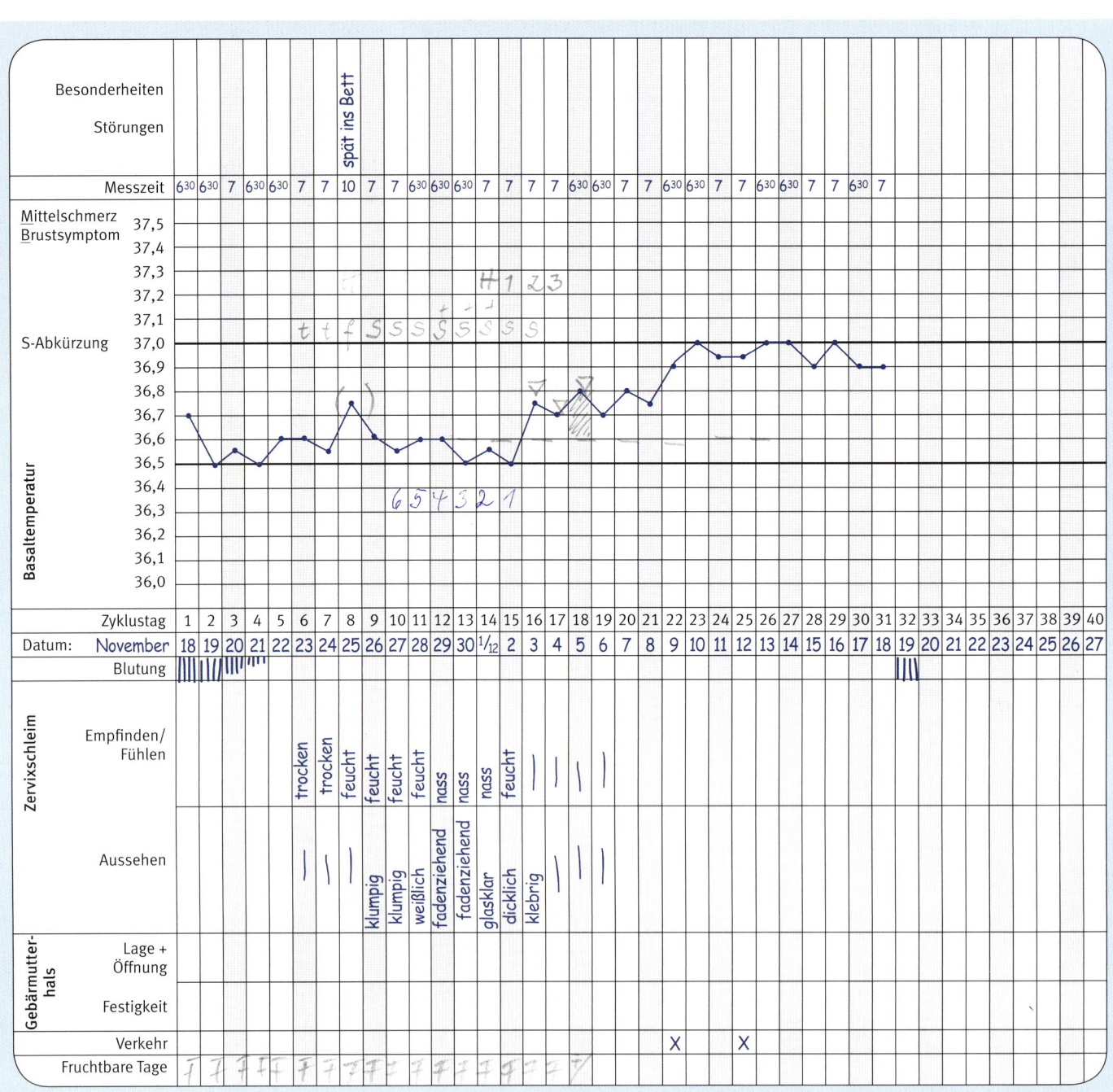

		1	2	3	4	5	6	7	8	9	10	11	12	13	14	15	16	17	18	19	20	21	22	23	24	25	26	27	28	29	30	31	32	33	34	35	36	37	38	39	40
Besonderheiten / Störungen							spät ins Bett																																			
Messzeit		6³⁰	6³⁰	7	6³⁰	6³⁰	7	7	10	7	7	6³⁰	6³⁰	6³⁰	7	7	7	7	6³⁰	6³⁰	7	7	6³⁰	6³⁰	7	7	6³⁰	6³⁰	7	7	6³⁰	7									
Zyklustag		1	2	3	4	5	6	7	8	9	10	11	12	13	14	15	16	17	18	19	20	21	22	23	24	25	26	27	28	29	30	31	32	33	34	35	36	37	38	39	40
Datum: November		18	19	20	21	22	23	24	25	26	27	28	29	30	1/12	2	3	4	5	6	7	8	9	10	11	12	13	14	15	16	17	18	19	20	21	22	23	24	25	26	27
Blutung		‖	‖	‖	‖																												‖	‖							
Zervixschleim — Empfinden/Fühlen							trocken	trocken	feucht	feucht	feucht	feucht	nass	nass	nass	feucht																									
Aussehen							∖	∖	klumpig	klumpig	weißlich	fadenziehend	fadenziehend	glasklar	dicklich	klebrig																									
Gebärmutterhals — Lage + Öffnung																																										
Festigkeit																																										
Verkehr																							X		X																	
Fruchtbare Tage																																										

Unfruchtbare Zeit nach dem Eisprung

❯❯ Michaela S., 23-jährige Kauffrau, NFP-Anfängerin, die ihren ersten Zyklus beobachtet.

1. Tragen Sie die Schleimabkürzungen ein und bestimmen Sie den Höhepunkt des Schleimsymptoms.

2. Gibt es Störungen und Besonderheiten?

3. Bestimmen Sie die 1. höhere Messung und tragen Sie die 1. höhere Messung in die rechte Spalte ein.

4. Bestimmen Sie den Beginn der unfruchtbaren Zeit nach dem Eisprung und kennzeichnen Sie alle fruchtbaren Tage durch ein „F".

---

nfp

Arbeitsgruppe NFP

Zyklus-Nr: ☐ 1

Messweise   After ☒
            Scheide ☐
            Mund ☐

Früheste 1. höhere Messung aus den vorangegangenen Zyklen ☐☐

minus 8 ☐☐

1. höhere Messung in diesem Zyklus ☐☐

Wollen Sie im nächsten Zyklus schwanger werden?
ja ☐
nein ☒
unentschieden ☐

© ✠ Malteser

DIE UNFRUCHTBARE ZEIT NACH DEM EISPRUNG

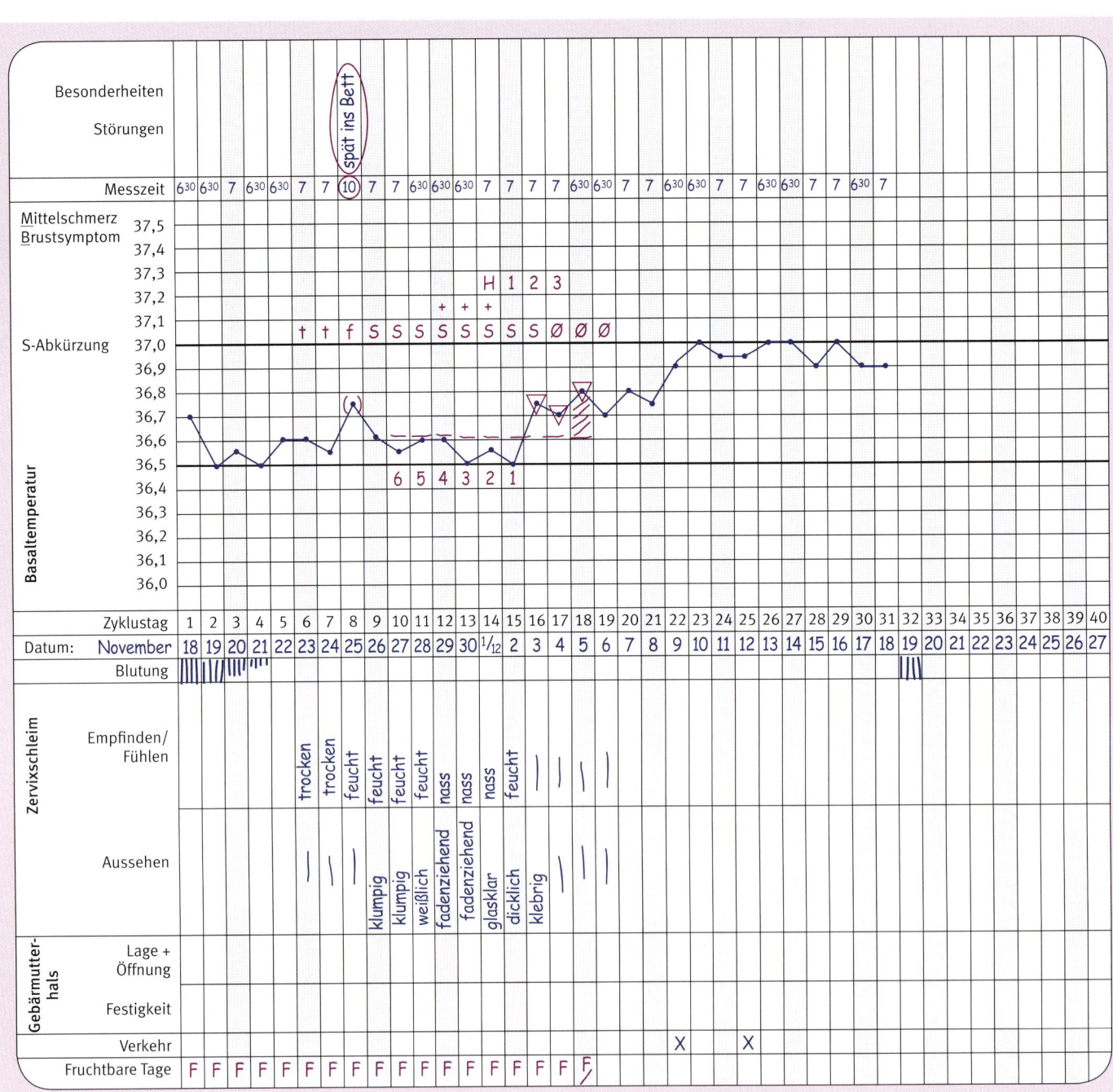

Unfruchtbare Zeit nach dem Eisprung

1. Der Höhepunkt des Schleimsymptoms ist am 14. Zyklustag.

2. Die Messung am 8. Zyklustag ist gestört (veränderte Messzeit und „spät ins Bett") und wird ausgeklammert.

3. Die 1. höhere Messung ist am 16. Zyklustag.

4. Die unfruchtbare Zeit nach dem Eisprung beginnt am Abend des 18. Zyklustages und ist durch $F_/$ gekennzeichnet.

Hinweis: Da Michaela S. ihren ersten Zyklus beobachtet, besteht Fruchtbarkeit von Anfang an.

Arbeitsgruppe NFP

Zyklus-Nr: | | 1

Messweise   After X
             Scheide
             Mund

Früheste 1. höhere Messung aus den vorangegangenen Zyklen

minus 8

1. höhere Messung in diesem Zyklus   1 6

Wollen Sie im nächsten Zyklus schwanger werden?

ja
nein X
unentschieden

© Malteser

DIE UNFRUCHTBARE ZEIT NACH DEM EISPRUNG

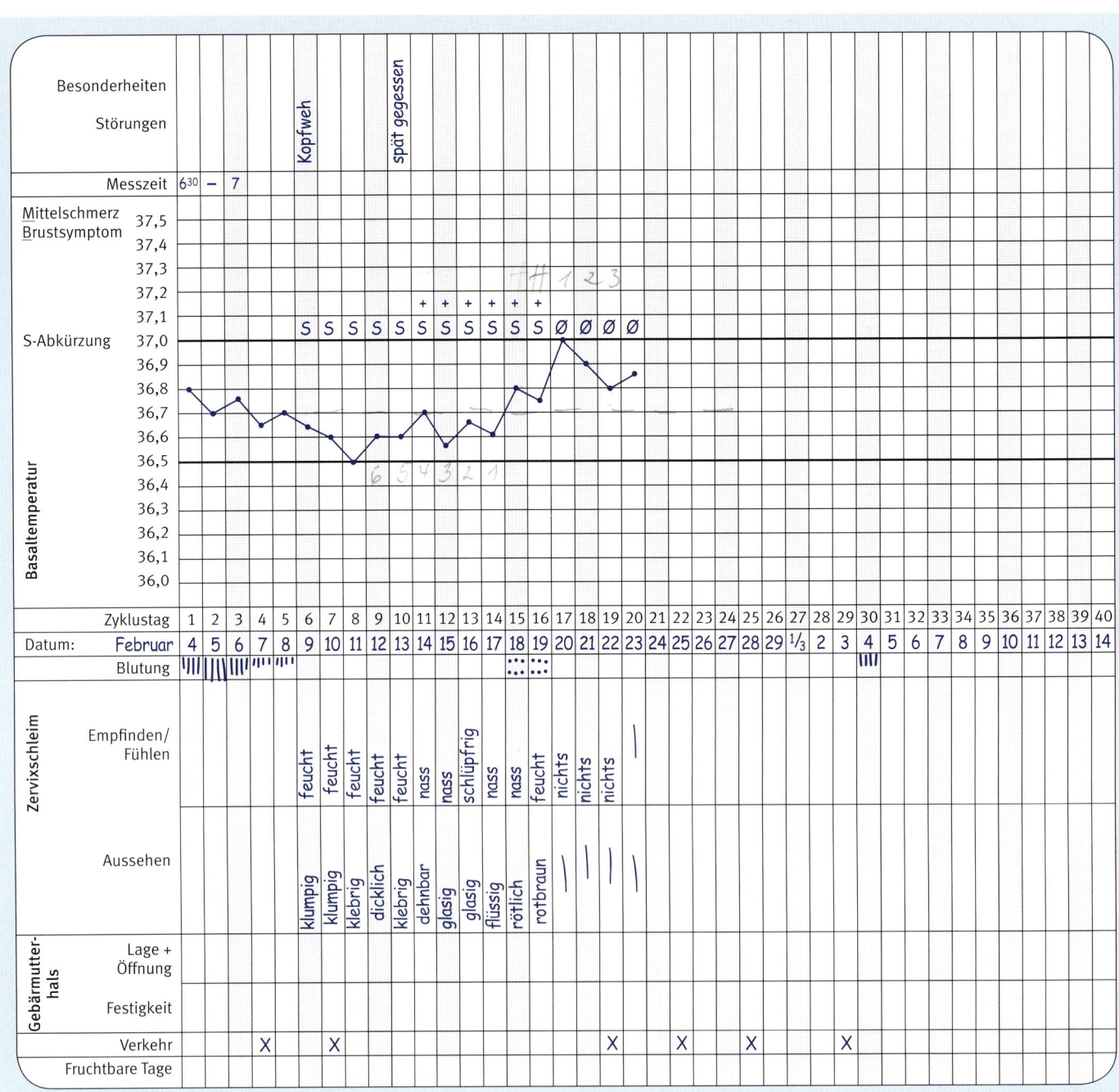

| | Zyklustag | 1 | 2 | 3 | 4 | 5 | 6 | 7 | 8 | 9 | 10 | 11 | 12 | 13 | 14 | 15 | 16 | 17 | 18 | 19 | 20 | 21 | 22 | 23 | 24 | 25 | 26 | 27 | 28 | 29 | 30 | 31 | 32 | 33 | 34 | 35 | 36 | 37 | 38 | 39 | 40 |

Besonderheiten / Störungen: Kopfweh, spät gegessen

Messzeit: 6³⁰ – 7

S-Abkürzung: S S S S S S S S S S S S Ø Ø Ø Ø

Datum Februar: 4 5 6 7 8 9 10 11 12 13 14 15 16 17 18 19 20 21 22 23 24 25 26 27 28 29 1/3 2 3 4 5 6 7 8 9 10 11 12 13 14

Zervixschleim Empfinden/Fühlen: feucht, feucht, feucht, feucht, feucht, nass, nass, schlüpfrig, nass, nass, feucht, nichts, nichts, nichts

Aussehen: klumpig, klumpig, klebrig, dicklich, klebrig, dehnbar, glasig, glasig, flüssig, rötlich, rotbraun

Verkehr: X X X X X X

Unfruchtbare Zeit nach dem Eisprung

Arbeitsgruppe NFP

Zyklus-Nr: [ ] [7]

Messweise After [X]
Scheide [ ]
Mund [ ]

Früheste 1. höhere
Messung aus den
vorangegangenen
Zyklen [1] [4]

minus 8 [ ] [ ]

1. höhere Messung
in diesem Zyklus [1] [7]

Wollen Sie im
nächsten Zyklus
schwanger werden?

ja [ ]
nein [ ]
unentschieden [X]

© **Malteser**

» **Angelika B., Erzieherin, zwei Kinder, Kinderwunsch unentschieden**

1. Bestimmen Sie den Höhepunkt des Schleimsymptoms.

2. Gibt es Störungen und Besonderheiten?

3. Bestimmen Sie die 1. höhere Messung und tragen Sie die 1. höhere Messung in die rechte Spalte ein.

4. Bestimmen Sie den Beginn der unfruchtbaren Zeit nach dem Eisprung.

DIE UNFRUCHTBARE ZEIT NACH DEM EISPRUNG

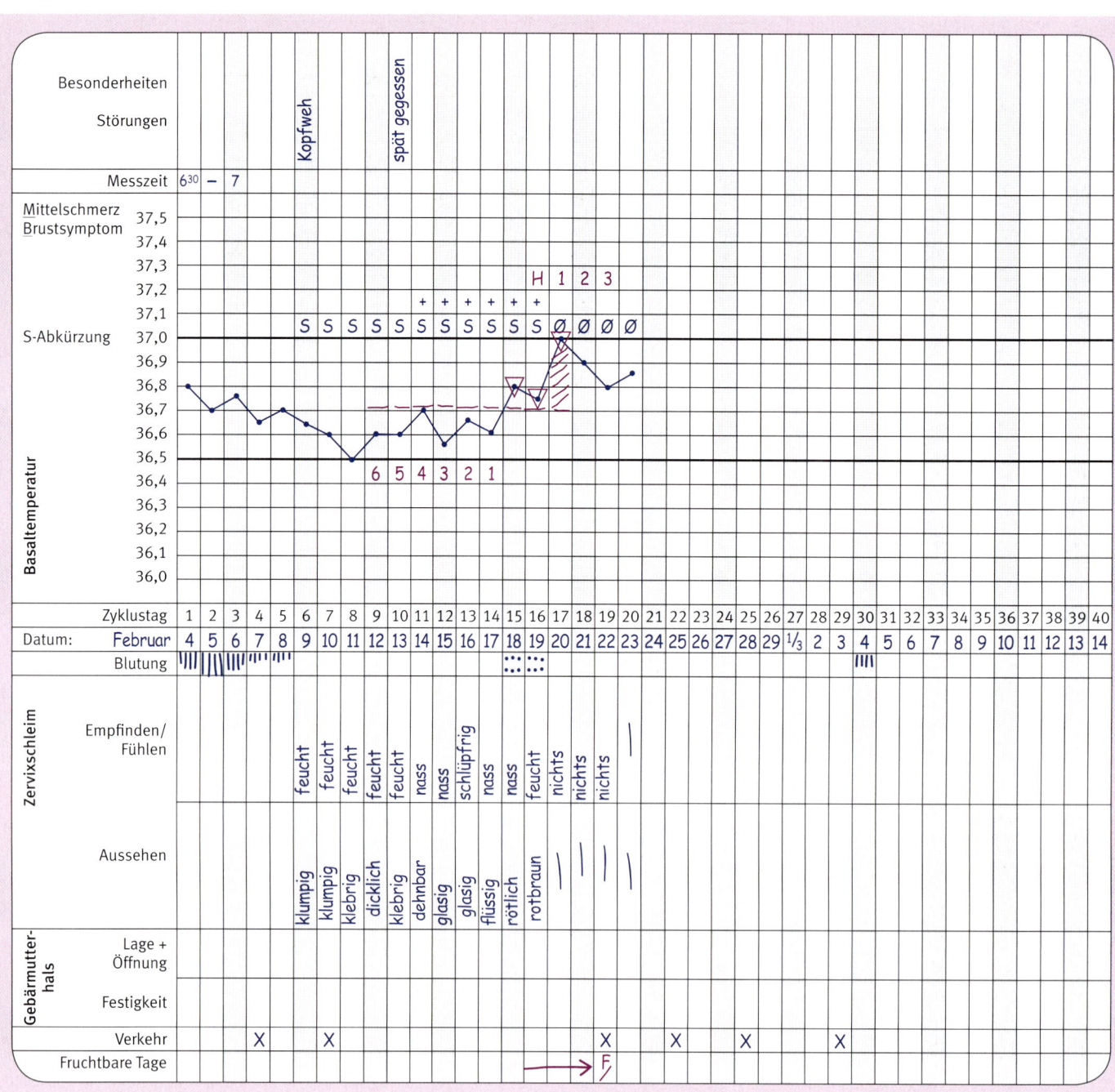

Unfruchtbare Zeit nach dem Eisprung

1. Der Höhepunkt des Schleimsymptoms ist am 16. Zyklustag.

2. Am 6. und 10. Zyklustag sind mögliche Störfaktoren eingetragen, die bei Angelika B. in diesem Zyklus nicht zu einer
   Erhöhung der Temperatur führen.

3. Die 1. höhere Messung ist am 15. Zyklustag.

4. Die unfruchtbare Zeit nach dem Eisprung beginnt am Abend
   des 19. Zyklustages.

Am 15. und 16. Zyklustag sind leichte Zwischenblutungen aufgetreten.

Training 9

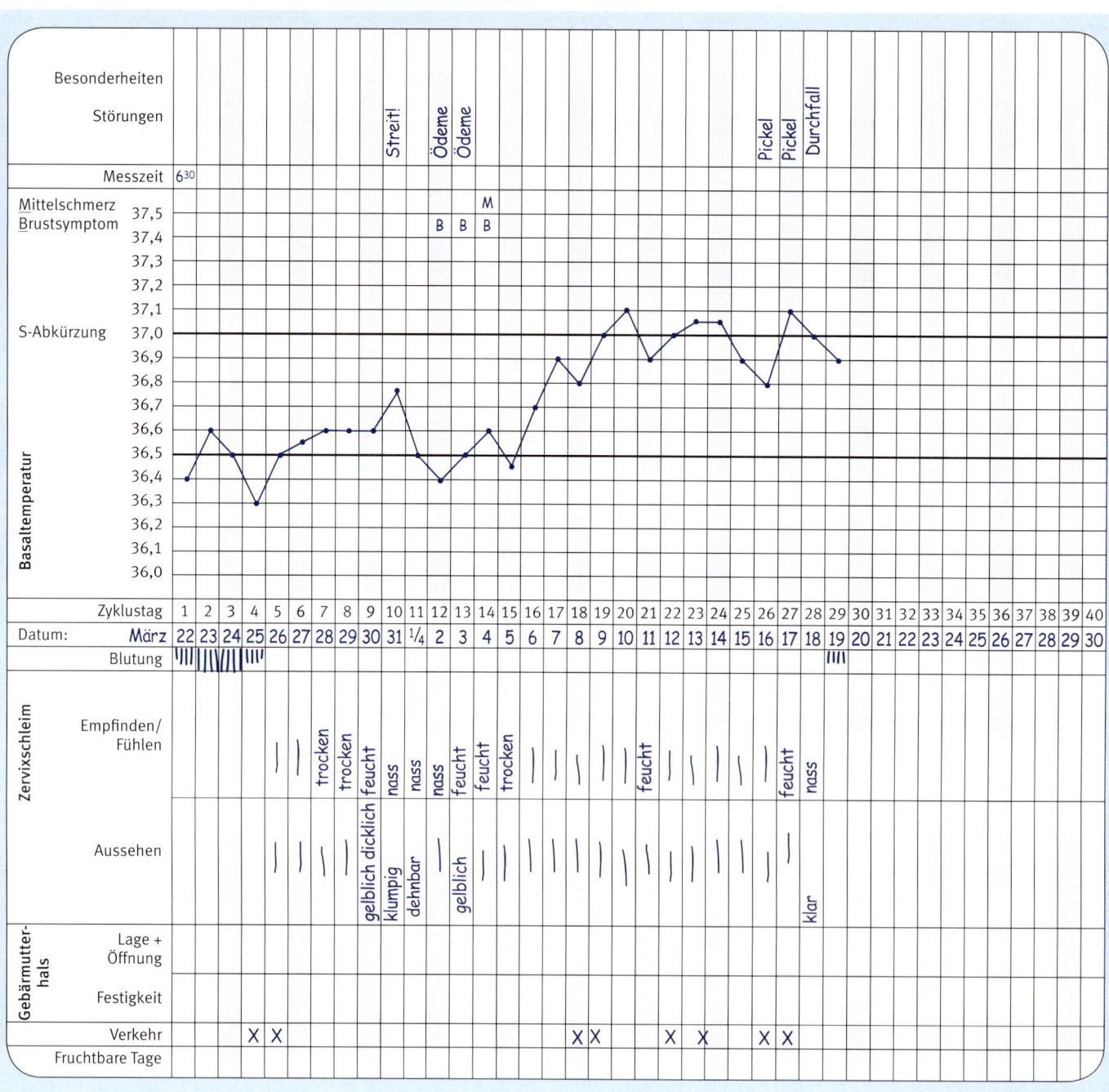

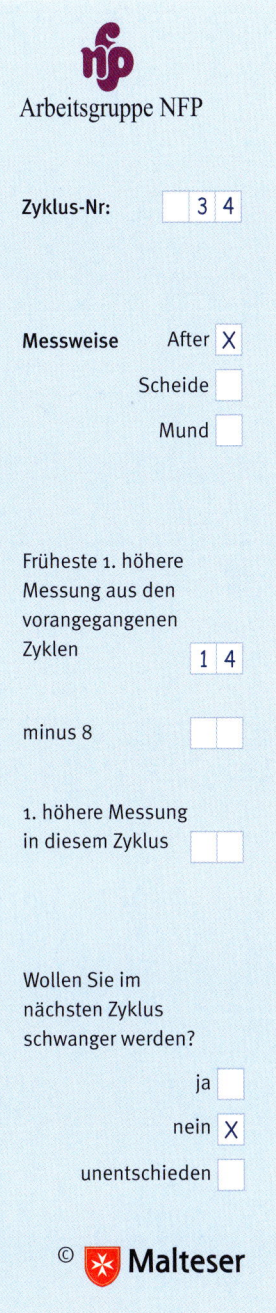

Unfruchtbare Zeit nach dem Eisprung

» **Kirsten O., 27-jährige Arzthelferin, keine Kinder, kein Kinderwunsch, wendet seit knapp drei Jahren NFP an.**

1. Tragen Sie die Schleimabkürzungen ein und bestimmen Sie den Höhepunkt des Schleimsymptoms.

2. Gibt es Störungen und Besonderheiten?

3. Bestimmen Sie die 1. höhere Messung und tragen Sie die 1. höhere Messung in die rechte Spalte ein.

4. Bestimmen Sie den Beginn der unfruchtbaren Zeit nach dem Eisprung.

DIE UNFRUCHTBARE ZEIT NACH DEM EISPRUNG

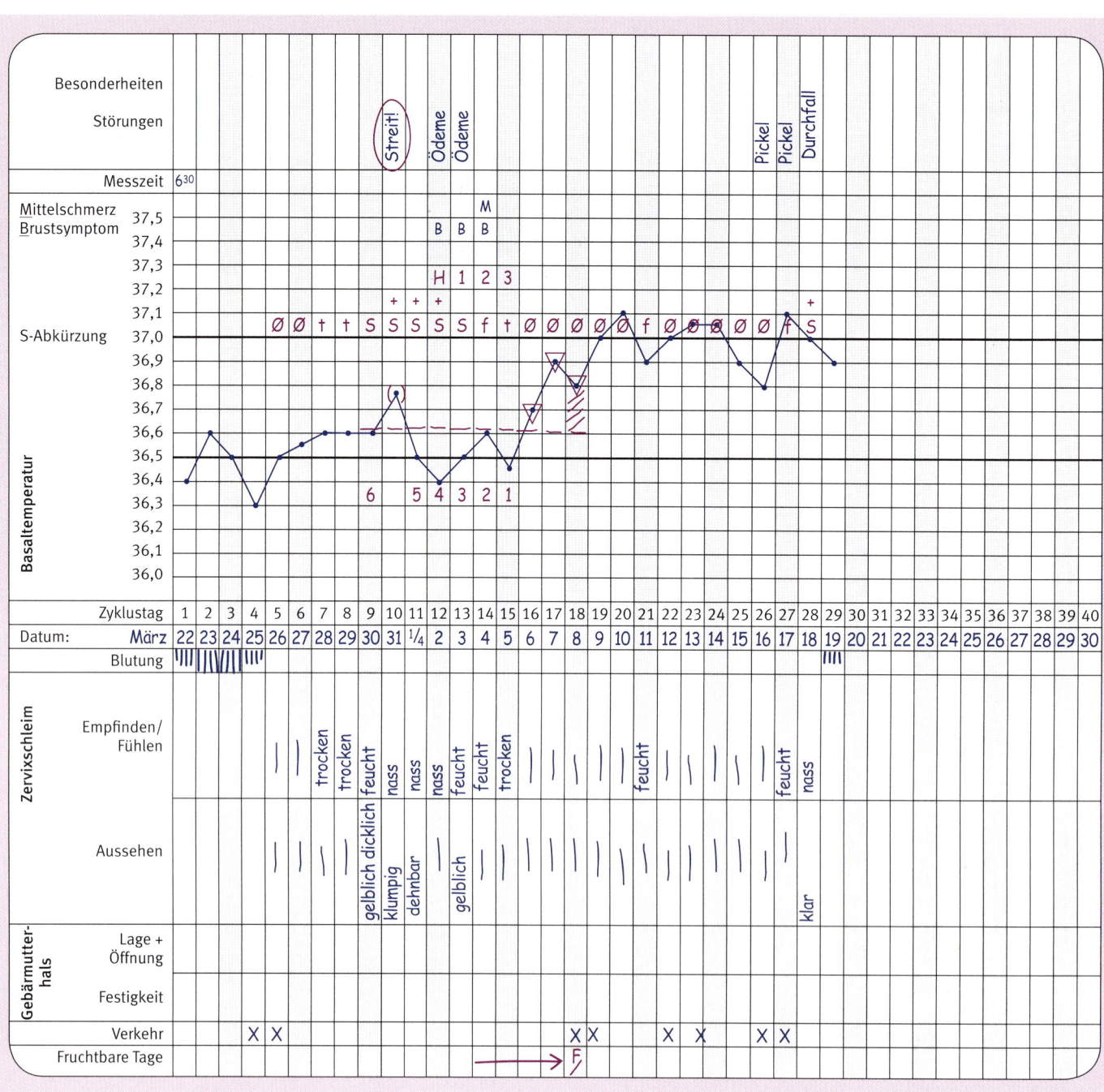

54

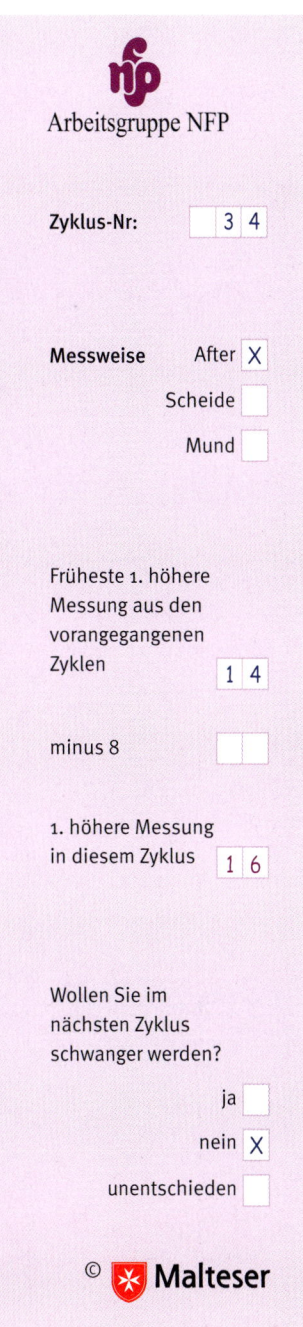

Zyklus-Nr: | 3 | 4

Messweise After X
Scheide ☐
Mund ☐

Früheste 1. höhere
Messung aus den
vorangegangenen
Zyklen | 1 | 4

minus 8 | | |

1. höhere Messung
in diesem Zyklus | 1 | 6

Wollen Sie im
nächsten Zyklus
schwanger werden?

ja ☐
nein X
unentschieden ☐

© 🛡 **Malteser**

Unfruchtbare Zeit nach dem Eisprung

1. Der Höhepunkt des Schleimsymptoms ist am 12. Zyklustag.

2. Am 10. Zyklustag ist Streit als Störung eingetragen, die zu einer Erhöhung der Temperatur führt. Deshalb wird der Wert ausgeklammert und zählt beim Zurückzählen der sechs niedrigen Werte nicht mit.
   Als Besonderheit bemerkt Kirsten O. am 12. und 13. Zyklustag Wassereinlagerungen im Gewebe (Ödeme).

3. Die 1. höhere Messung ist am 16. Zyklustag.

4. Die unfruchtbare Zeit nach dem Eisprung beginnt am Abend des 18. Zyklustages.

55

DIE UNFRUCHTBARE ZEIT NACH DEM EISPRUNG

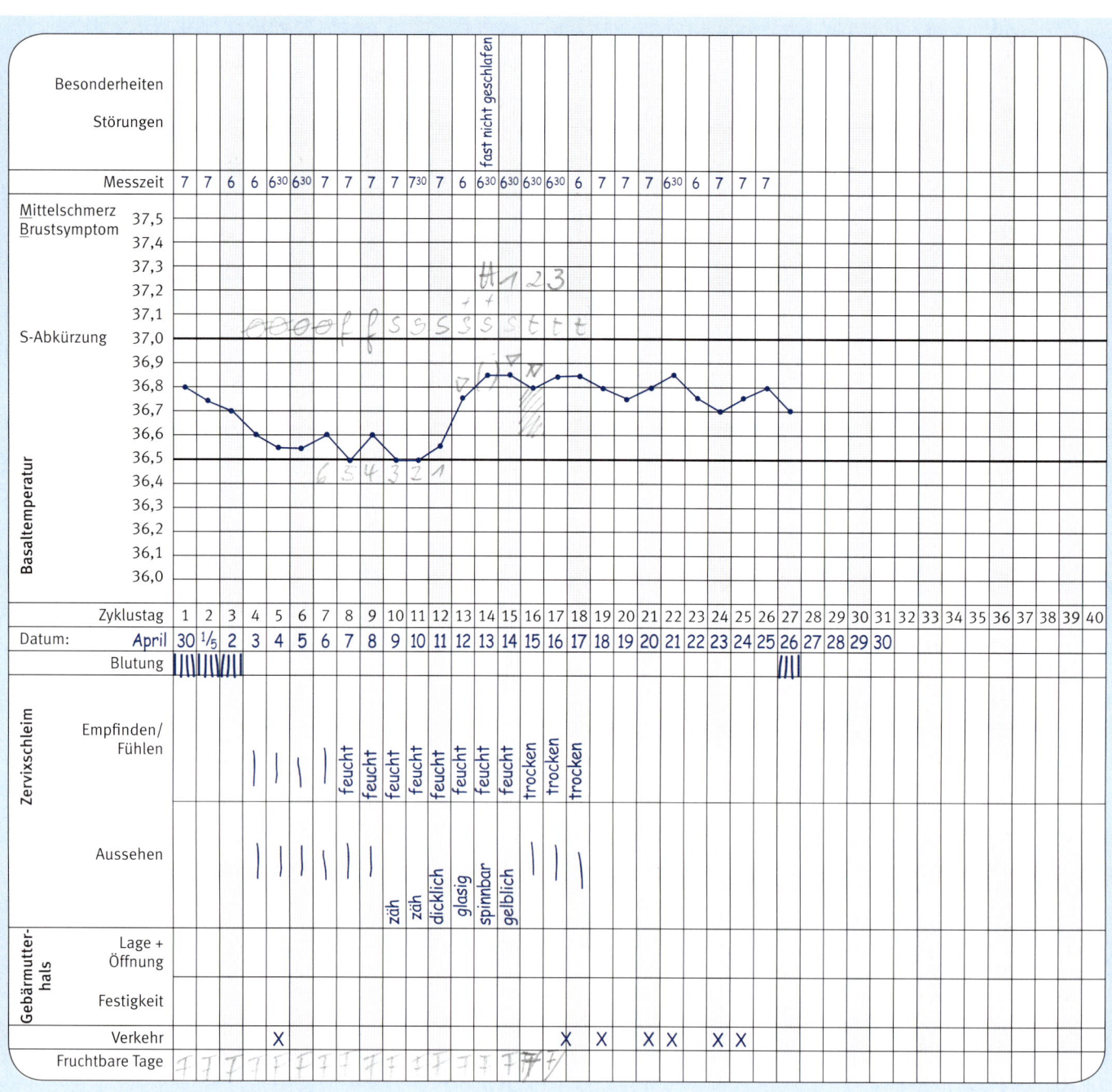

		1	2	3	4	5	6	7	8	9	10	11	12	13	14	15	16	17	18	19	20	21	22	23	24	25	26	27
Besonderheiten / Störungen														fast nicht geschlafen														
Messzeit		7	7	6	6	6³⁰	6³⁰	7	7	7	7	7³⁰	7	6	6³⁰	6³⁰	6³⁰	6³⁰	6	7	7	7	6³⁰	6	7	7	7	

Zervixschleim – Empfinden/Fühlen: feucht feucht feucht feucht feucht feucht feucht feucht trocken trocken trocken

Aussehen: zäh zäh dicklich glasig spinnbar gelblich

Arbeitsgruppe NFP

Zyklus-Nr: | 1 | 7 |

Messweise After ☐
Scheide X
Mund ☐

Früheste 1. höhere
Messung aus den
vorangegangenen
Zyklen | 1 | 3 |

minus 8 | | |

1. höhere Messung
in diesem Zyklus | 1 | 3 |

Wollen Sie im
nächsten Zyklus
schwanger werden?

ja ☐
nein X
unentschieden ☐

© Malteser

Unfruchtbare Zeit nach dem Eisprung

>> Sabine B., 32-jährige Lehrerin, keine Kinder, Kinderwunsch
in ca. einem Jahr

1. Tragen Sie die Schleimabkürzungen ein und bestimmen Sie
den Höhepunkt des Schleimsymptoms.

2. Gibt es Störungen und Besonderheiten?

3. Bestimmen Sie die 1. höhere Messung und tragen Sie die
1. höhere Messung in die rechte Spalte ein.

4. Bestimmen Sie den Beginn der unfruchtbaren Zeit nach dem
Eisprung.

DIE UNFRUCHTBARE ZEIT NACH DEM EISPRUNG

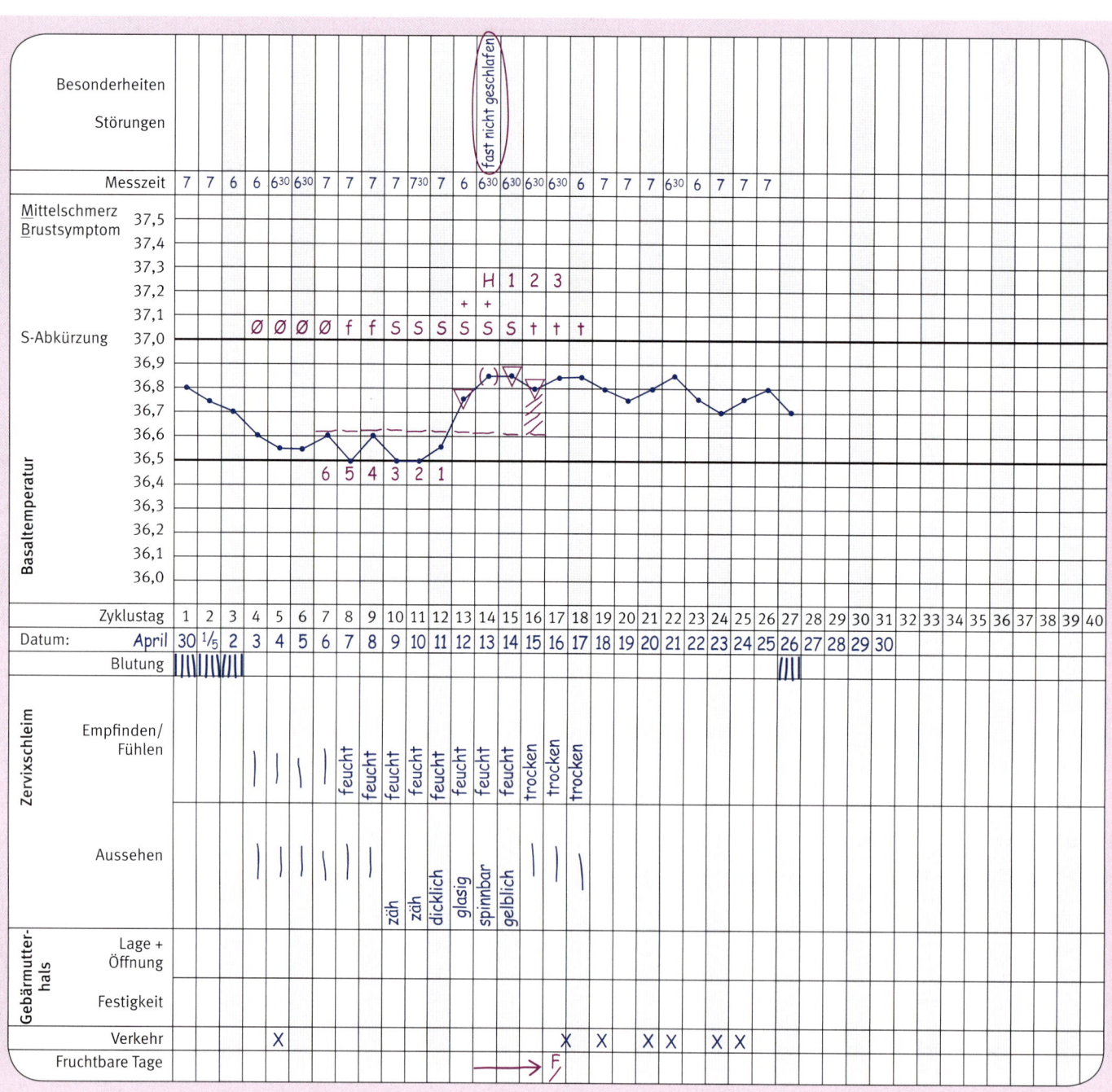

Unfruchtbare Zeit nach dem Eisprung

1. Der Höhepunkt des Schleimsymptoms ist am 14. Zyklustag.

2. Am 14. Zyklustag ist als Störung „fast nicht geschlafen" eingetragen. Da nicht bestimmt werden kann, ob dieser Temperaturwert durch den Schlafentzug erhöht ist oder ob er eine höhere
   Messung darstellt, muss der Wert ausgeklammert werden.

3. Die 1. höhere Messung ist am 13. Zyklustag.

4. Die unfruchtbare Zeit nach dem Eisprung beginnt am Abend des
   17. Zyklustages.

DIE UNFRUCHTBARE ZEIT NACH DEM EISPRUNG

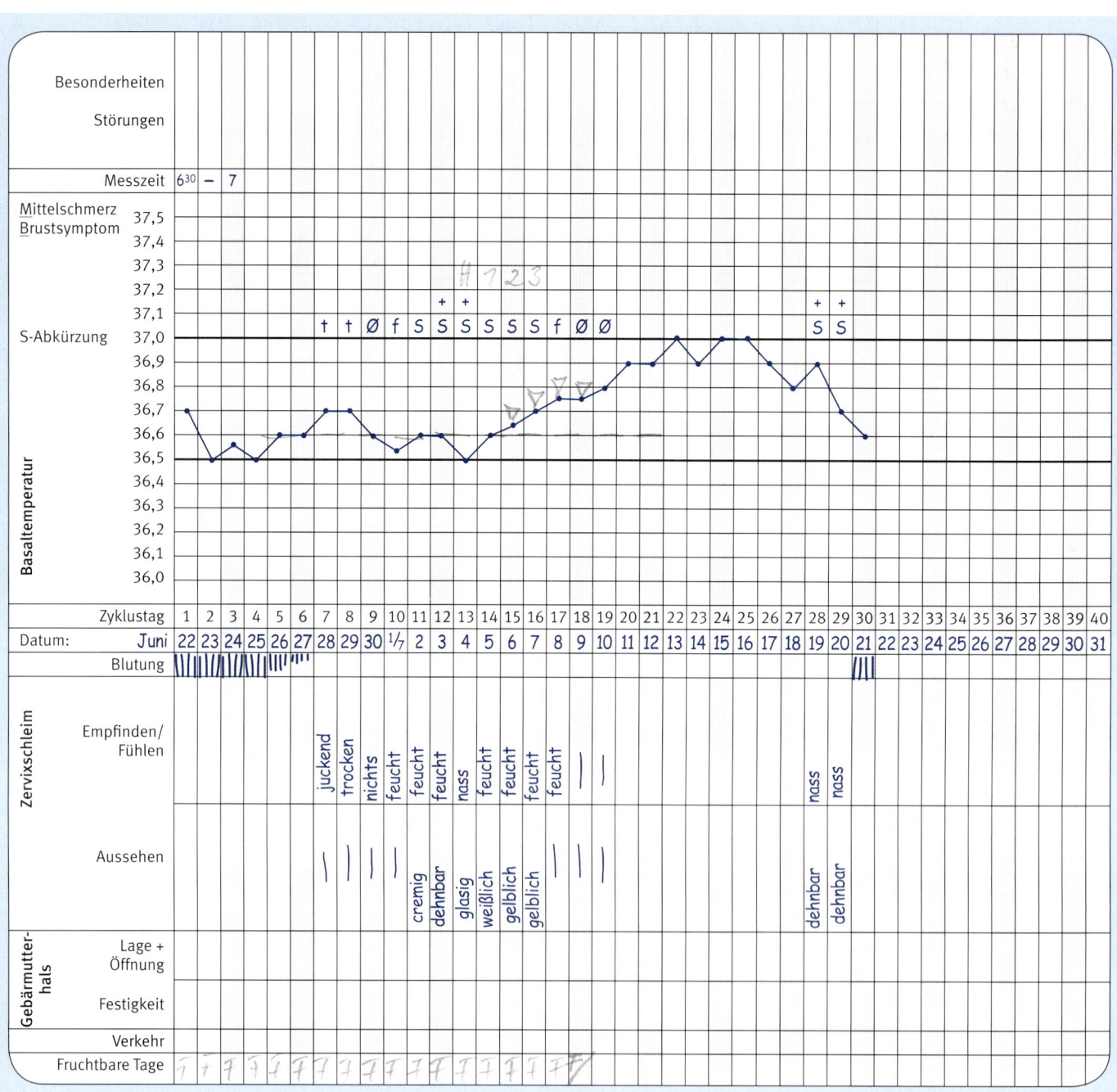

Besonderheiten																																									
Störungen																																									
Messzeit	6³⁰ – 7																																								

Mittelschmerz / Brustsymptom

S-Abkürzung: † † Ø f S S S S S S f Ø Ø ... S S (+ + ... + +)

H 123

Basaltemperatur (37,5 – 36,0)

Zyklustag	1	2	3	4	5	6	7	8	9	10	11	12	13	14	15	16	17	18	19	20	21	22	23	24	25	26	27	28	29	30	31	32	33	34	35	36	37	38	39	40
Datum: Juni	22	23	24	25	26	27	28	29	30	¹/₇	2	3	4	5	6	7	8	9	10	11	12	13	14	15	16	17	18	19	20	21	22	23	24	25	26	27	28	29	30	31

Blutung

Zervixschleim

Empfinden/Fühlen: juckend, trocken, nichts, feucht, feucht, feucht, nass, feucht, feucht, feucht, feucht, ... nass, nass

Aussehen: | | | | cremig, dehnbar, glasig, weißlich, gelblich, gelblich | | | ... dehnbar, dehnbar

Gebärmutterhals

Lage + Öffnung

Festigkeit

Verkehr

Fruchtbare Tage: f f f f f f f f f f f f f f f

nfp

Arbeitsgruppe NFP

Zyklus-Nr: | 1 | 8 |

Messweise After [X]

Scheide [ ]

Mund [ ]

Früheste 1. höhere Messung aus den vorangegangenen Zyklen | 1 | 6 |

minus 8 [ ][ ]

1. höhere Messung in diesem Zyklus [ ][ ]

Wollen Sie im nächsten Zyklus schwanger werden?

ja [ ]

nein [X]

unentschieden [ ]

© 🛡 **Malteser**

Unfruchtbare Zeit nach dem Eisprung

» **Daniela W., 26 Jahre, Kosmetikerin**

1. Bestimmen Sie den Höhepunkt des Schleimsymptoms.

2. Gibt es Störungen und Besonderheiten?

3. Bestimmen Sie die 1. höhere Messung und tragen Sie die 1. höhere Messung in die rechte Spalte ein.

4. Bestimmen Sie den Beginn der unfruchtbaren Zeit nach dem Eisprung.

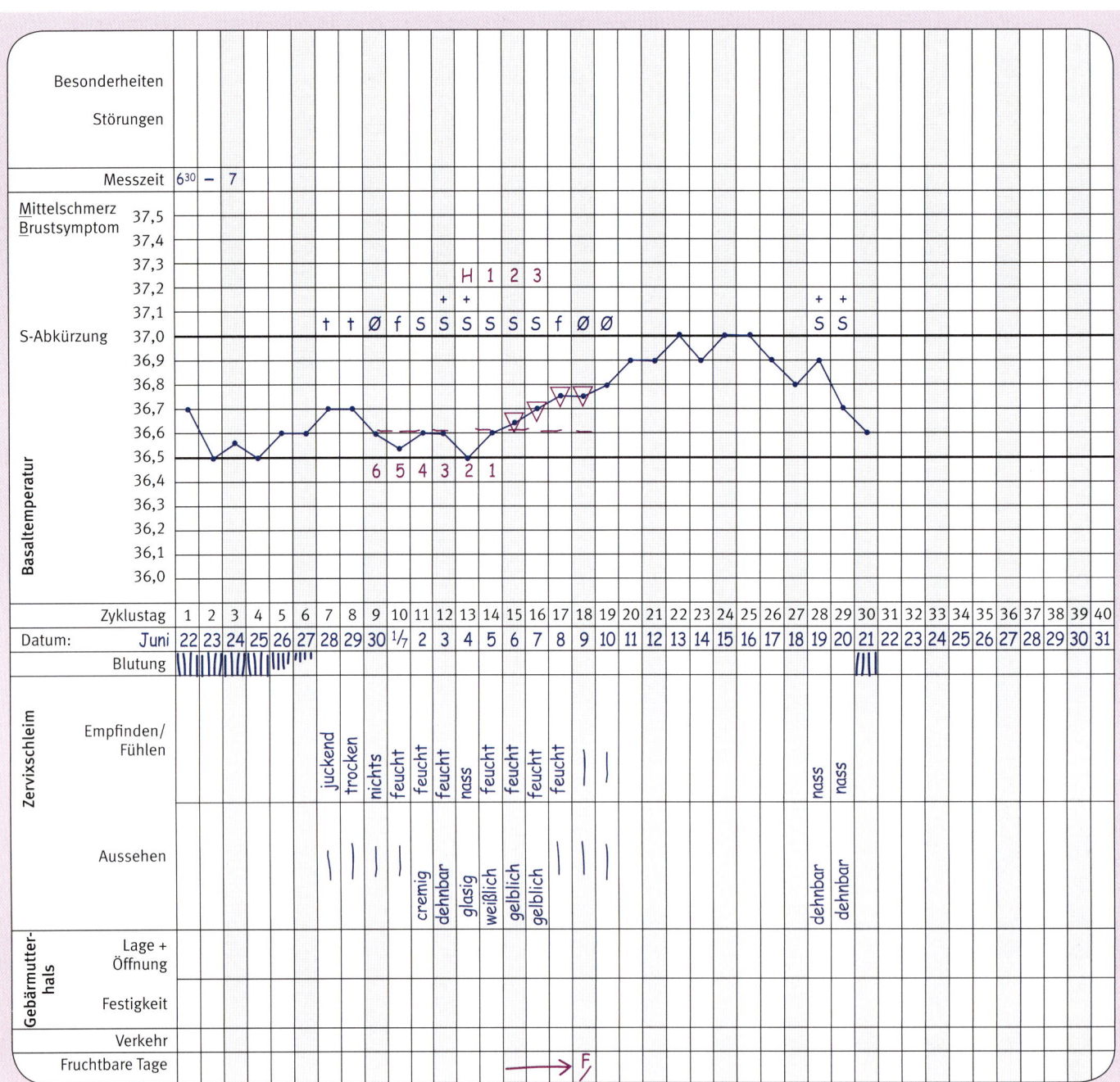

DIE UNFRUCHTBARE ZEIT NACH DEM EISPRUNG

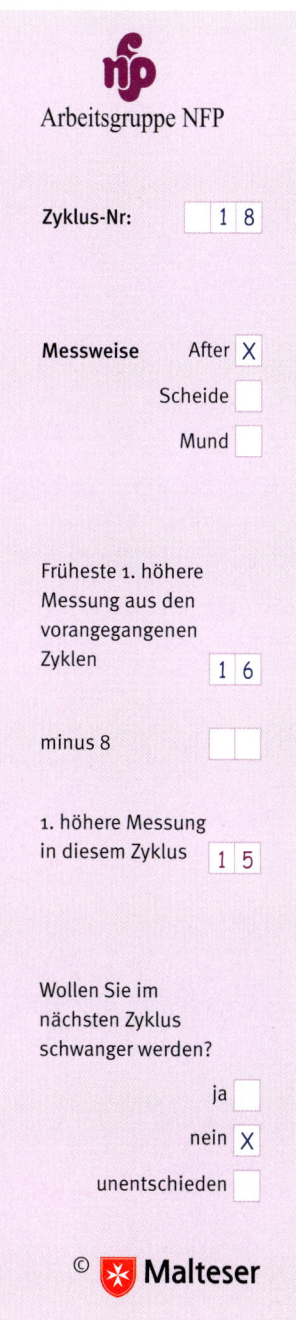

Zyklus-Nr: 1 8

Messweise After X
Scheide
Mund

Früheste 1. höhere Messung aus den vorangegangenen Zyklen 1 6

minus 8

1. höhere Messung in diesem Zyklus 1 5

Wollen Sie im nächsten Zyklus schwanger werden?
ja
nein X
unentschieden

© Malteser

Unfruchtbare Zeit nach dem Eisprung

1. Der Höhepunkt des Schleimsymptoms ist am 13. Zyklustag.

2. Störungen oder Besonderheiten sind nicht vermerkt.

3. Die 1. höhere Messung ist am 15. Zyklustag, also einen Tag früher als die bisherige früheste erste höhere Messung.

4. Die unfruchtbare Zeit nach dem Eisprung beginnt am Abend des 18. Zyklustages.

Hinweis: Die Temperatur wird nach der ersten Ausnahmeregel ausgewertet.

DIE UNFRUCHTBARE ZEIT NACH DEM EISPRUNG

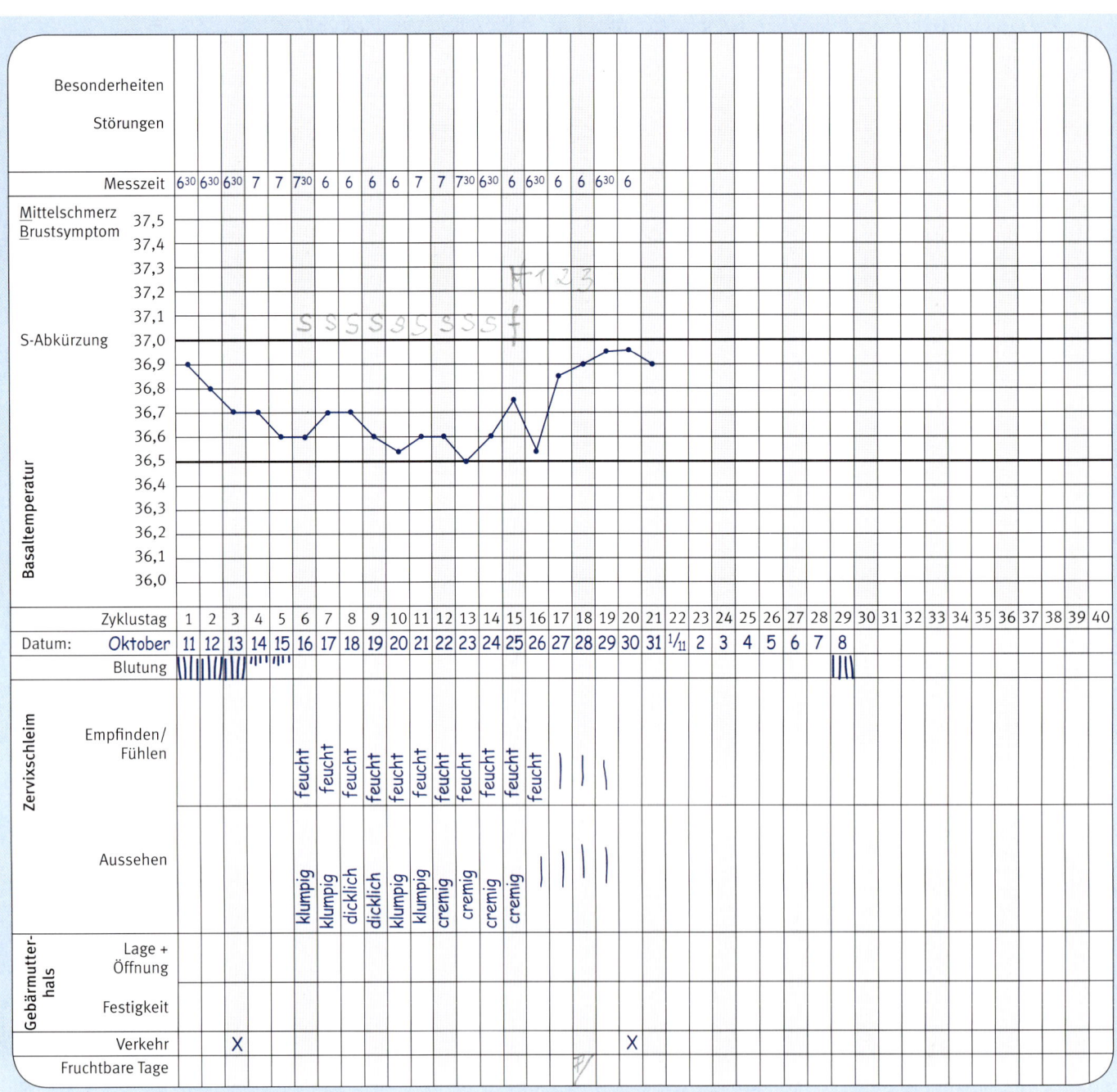

	Zyklustag	1	2	3	4	5	6	7	8	9	10	11	12	13	14	15	16	17	18	19	20	21	22	23	24	25	26	27	28	29	30	31	32	33	34	35	36	37	38	39	40
Datum:	Oktober	11	12	13	14	15	16	17	18	19	20	21	22	23	24	25	26	27	28	29	30	31	1/11	2	3	4	5	6	7	8											

nfp

Arbeitsgruppe NFP

Zyklus-Nr: [ ] [2]

Messweise

After [X]

Scheide [ ]

Mund [ ]

Früheste 1. höhere Messung aus den vorangegangenen Zyklen [1] [7]

minus 8 [ ] [ ]

1. höhere Messung in diesem Zyklus [~~15~~]

Wollen Sie im nächsten Zyklus schwanger werden?

ja [ ]

nein [X]

unentschieden [ ]

© ✠ **Malteser**

Unfruchtbare Zeit nach dem Eisprung

» **Stephanie W., 22-jährige Verwaltungsangestellte, keine Kinder, kein Kinderwunsch**

1. Tragen Sie die Schleimabkürzungen ein und bestimmen Sie den Höhepunkt des Schleimsymptoms.

2. Gibt es Störungen und Besonderheiten?

3. Bestimmen Sie die 1. höhere Messung und tragen Sie die 1. höhere Messung in die rechte Spalte ein.

4. Bestimmen Sie den Beginn der unfruchtbaren Zeit nach dem Eisprung.

DIE UNFRUCHTBARE ZEIT NACH DEM EISPRUNG

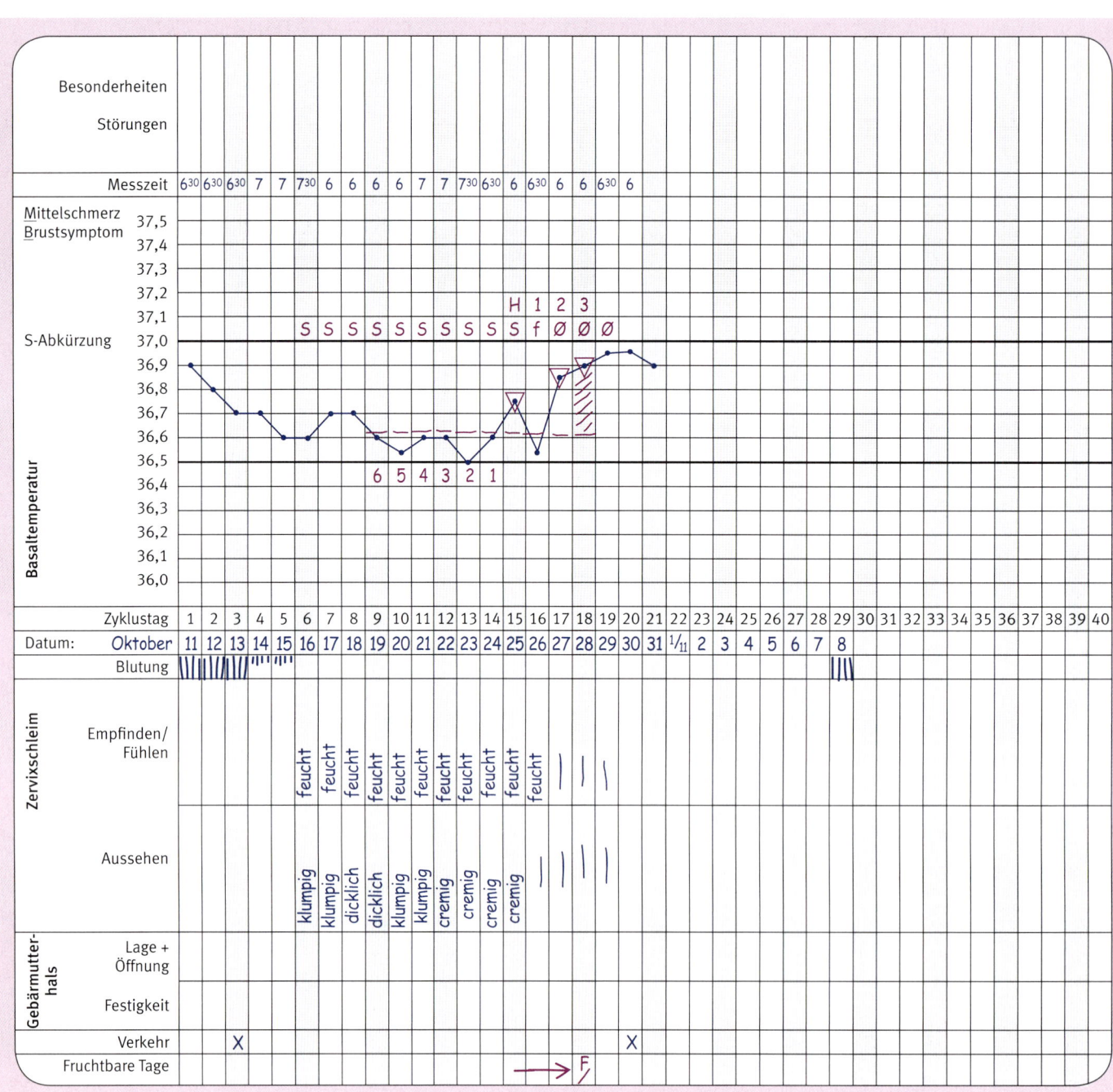

Unfruchtbare Zeit nach dem Eisprung

1. Der Höhepunkt des Schleimsymptoms ist am 15. Zyklustag.

2. Es sind keine Störungen oder Besonderheiten vermerkt.

3. Die 1. höhere Messung ist am 15. Zyklustag und damit zwei Tage früher als die bisherige früheste erste höhere Messung.

4. Die unfruchtbare Zeit nach dem Eisprung beginnt am Abend des 18. Zyklustages.

Hinweis:

- Die Temperatur wird nach der zweiten Ausnahmeregel ausgewertet.
- In diesem Zyklus ist zwar kein Schleim der $\overset{+}{S}$-Qualität beobachtet worden, trotzdem kann ein Höhepunkt bestimmt werden.

---

nfp

Arbeitsgruppe NFP

Zyklus-Nr: [ ] [2]

Messweise   After [X]

Scheide [ ]

Mund [ ]

Früheste 1. höhere Messung aus den vorangegangenen Zyklen   [1] [7]

minus 8   [ ] [ ]

1. höhere Messung in diesem Zyklus   [1] [5]

Wollen Sie im nächsten Zyklus schwanger werden?

ja [ ]

nein [X]

unentschieden [ ]

© **Malteser**

Training 13

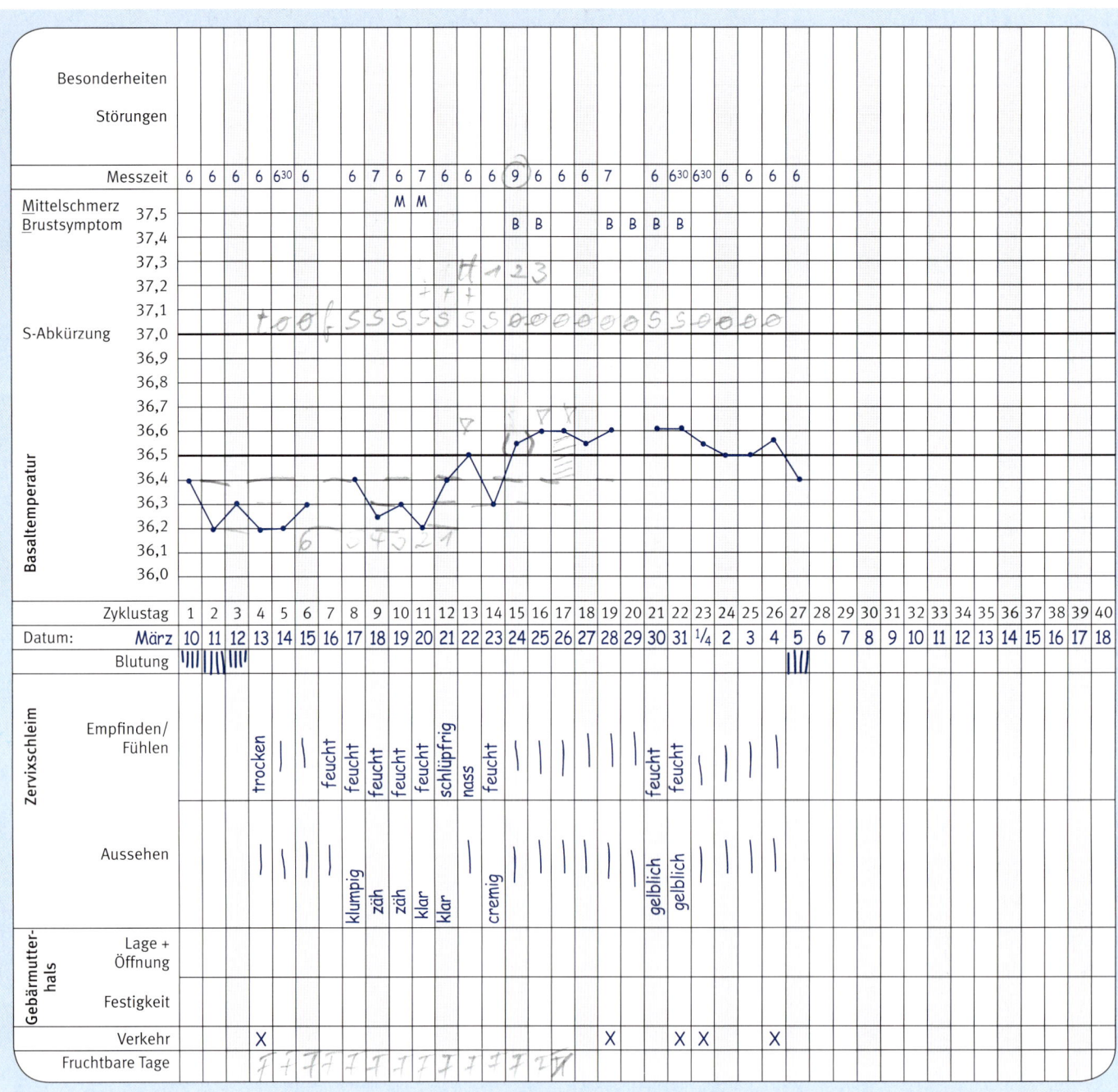

| | Messzeit | 6 | 6 | 6 | 6 | 6³⁰ | 6 | | 6 | 7 | 6 | 7 | 6 | 6 | 6 | 9 | 6 | 6 | 6 | 7 | | 6 | 6³⁰ | 6³⁰ | 6 | 6 | 6 | 6 | | | | | | | | | | | | | | |

Besonderheiten / Störungen

Mittelschmerz / Brustsymptom

S-Abkürzung

Basaltemperatur

| Zyklustag | 1 | 2 | 3 | 4 | 5 | 6 | 7 | 8 | 9 | 10 | 11 | 12 | 13 | 14 | 15 | 16 | 17 | 18 | 19 | 20 | 21 | 22 | 23 | 24 | 25 | 26 | 27 | 28 | 29 | 30 | 31 | 32 | 33 | 34 | 35 | 36 | 37 | 38 | 39 | 40 |
| Datum: März | 10 | 11 | 12 | 13 | 14 | 15 | 16 | 17 | 18 | 19 | 20 | 21 | 22 | 23 | 24 | 25 | 26 | 27 | 28 | 29 | 30 | 31 | ¼ | 2 | 3 | 4 | 5 | 6 | 7 | 8 | 9 | 10 | 11 | 12 | 13 | 14 | 15 | 16 | 17 | 18 |

Blutung

Zervixschleim

Empfinden/Fühlen: trocken, feucht, feucht, feucht, feucht, feucht, schlüpfrig, nass, feucht, feucht, feucht

Aussehen: klumpig, zäh, zäh, klar, klar, cremig, gelblich, gelblich

Gebärmutterhals

Lage + Öffnung

Festigkeit

Verkehr: X ... X ... X X ... X

Fruchtbare Tage

68

Unfruchtbare Zeit nach dem Eisprung

>> Dörte E., 29 Jahre, Teilzeitangestellte, ein Kind

1. Tragen Sie die Schleimabkürzungen ein und bestimmen Sie den Höhepunkt des Schleimsymptoms.

2. Gibt es Störungen und Besonderheiten?

3. Bestimmen Sie die 1. höhere Messung und tragen Sie die 1. höhere Messung in die rechte Spalte ein.

4. Bestimmen Sie den Beginn der unfruchtbaren Zeit nach dem Eisprung.

Arbeitsgruppe NFP

Zyklus-Nr: | 7 |

Messweise
After | |
Scheide | X |
Mund | |

Früheste 1. höhere Messung aus den vorangegangenen Zyklen | 1 | 3 |

minus 8 | | |

1. höhere Messung in diesem Zyklus | 1 | 3 |

Wollen Sie im nächsten Zyklus schwanger werden?
ja | |
nein | X |
unentschieden | |

© **Malteser**

DIE UNFRUCHTBARE ZEIT NACH DEM EISPRUNG

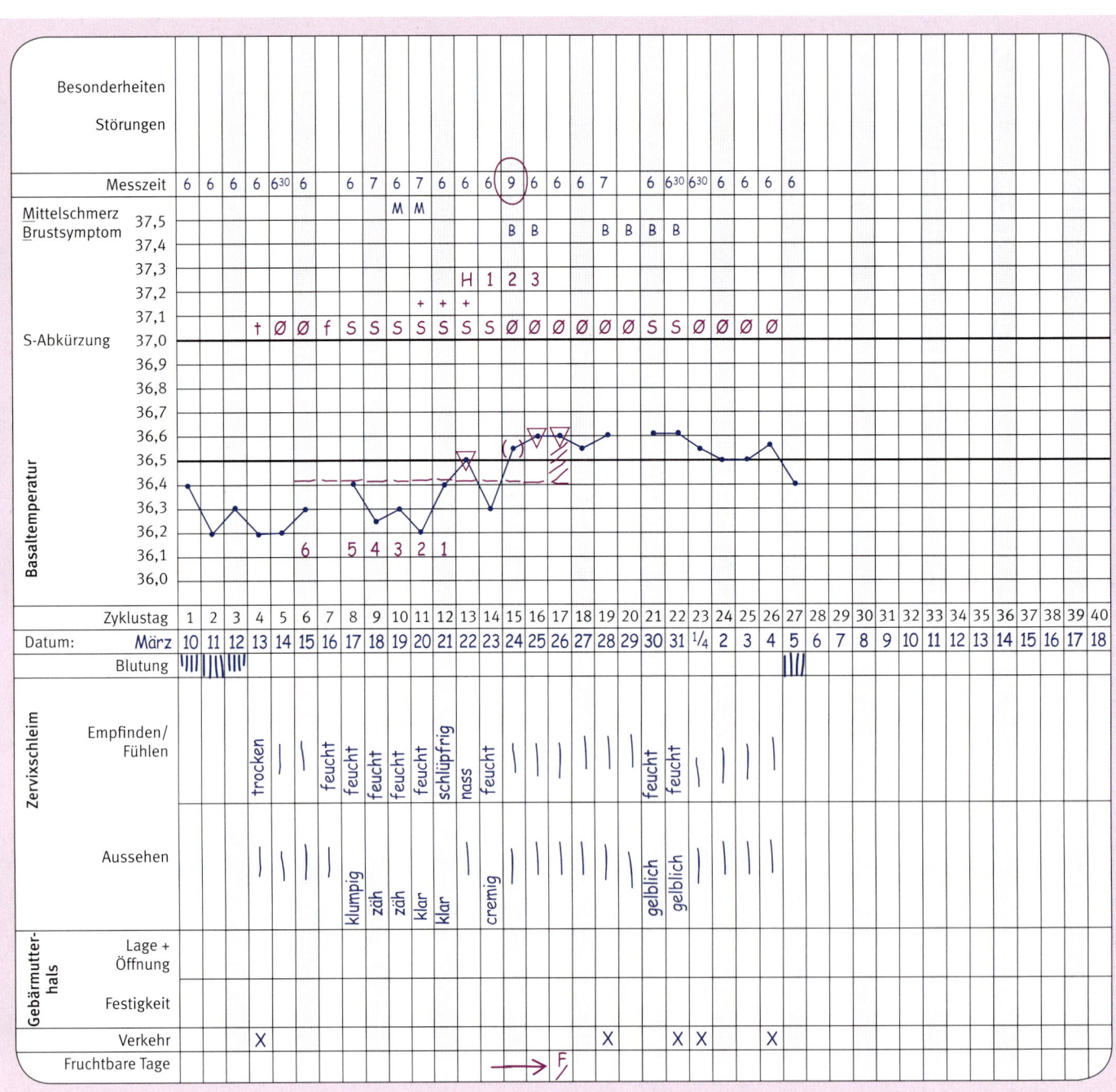

Zyklus-Nr: 7

Messweise
After ☐
Scheide X
Mund ☐

Früheste 1. höhere
Messung aus den
vorangegangenen
Zyklen 1 3

minus 8 ☐☐

1. höhere Messung
in diesem Zyklus 1 3

Wollen Sie im
nächsten Zyklus
schwanger werden?

ja ☐
nein X
unentschieden ☐

© ✠ Malteser

Unfruchtbare Zeit nach dem Eisprung

1. Der **Höhepunkt** des Schleimsymptoms ist am **13. Zyklustag**.

2. Der Messwert am **15. Zyklustag** ist wegen der späteren Messzeit **gestört** und muss ausgeklammert werden. Der fehlende Messwert am 7. Tag bleibt bei der Zählung der sechs niedrigen Werte unberücksichtigt.

3. Die **1. höhere Messung** ist am **13. Zyklustag**.

4. Die **unfruchtbare Zeit nach dem Eisprung** beginnt am **Abend des 17. Zyklustages**.

Hinweis:

▐ Die Temperatur wird nach der zweiten Ausnahmeregel ausgewertet.
▐ Sollte Dörte E. in den vorausgegangenen Zyklen bemerkt haben, dass eine spätere Messzeit nicht stört, muss sie den Wert am 15. Zyklustag nicht ausklammern.

DIE UNFRUCHTBARE ZEIT NACH DEM EISPRUNG

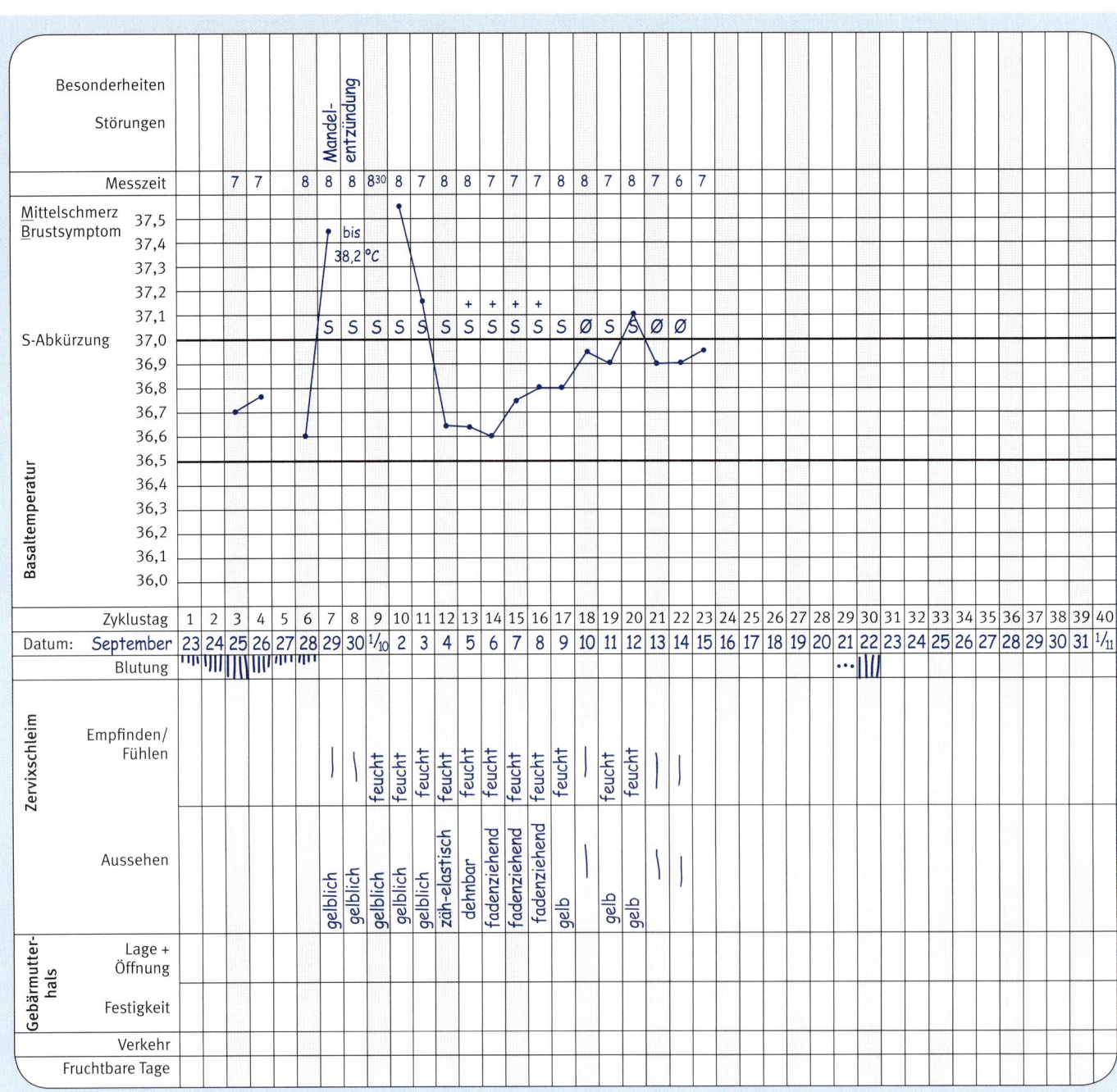

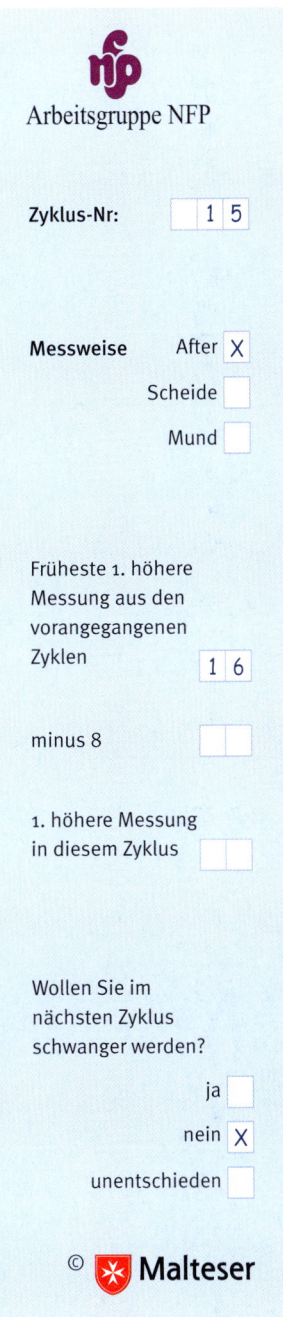

Unfruchtbare Zeit nach dem Eisprung

>> **Beate Sch., 24-jährige BWL-Studentin**

1. Bestimmen Sie den Höhepunkt des Schleimsymptoms.

2. Gibt es Störungen und Besonderheiten?

3. Bestimmen Sie die 1. höhere Messung und tragen Sie die 1. höhere Messung in die rechte Spalte ein.

4. Bestimmen Sie den Beginn der unfruchtbaren Zeit nach dem Eisprung.

DIE UNFRUCHTBARE ZEIT NACH DEM EISPRUNG

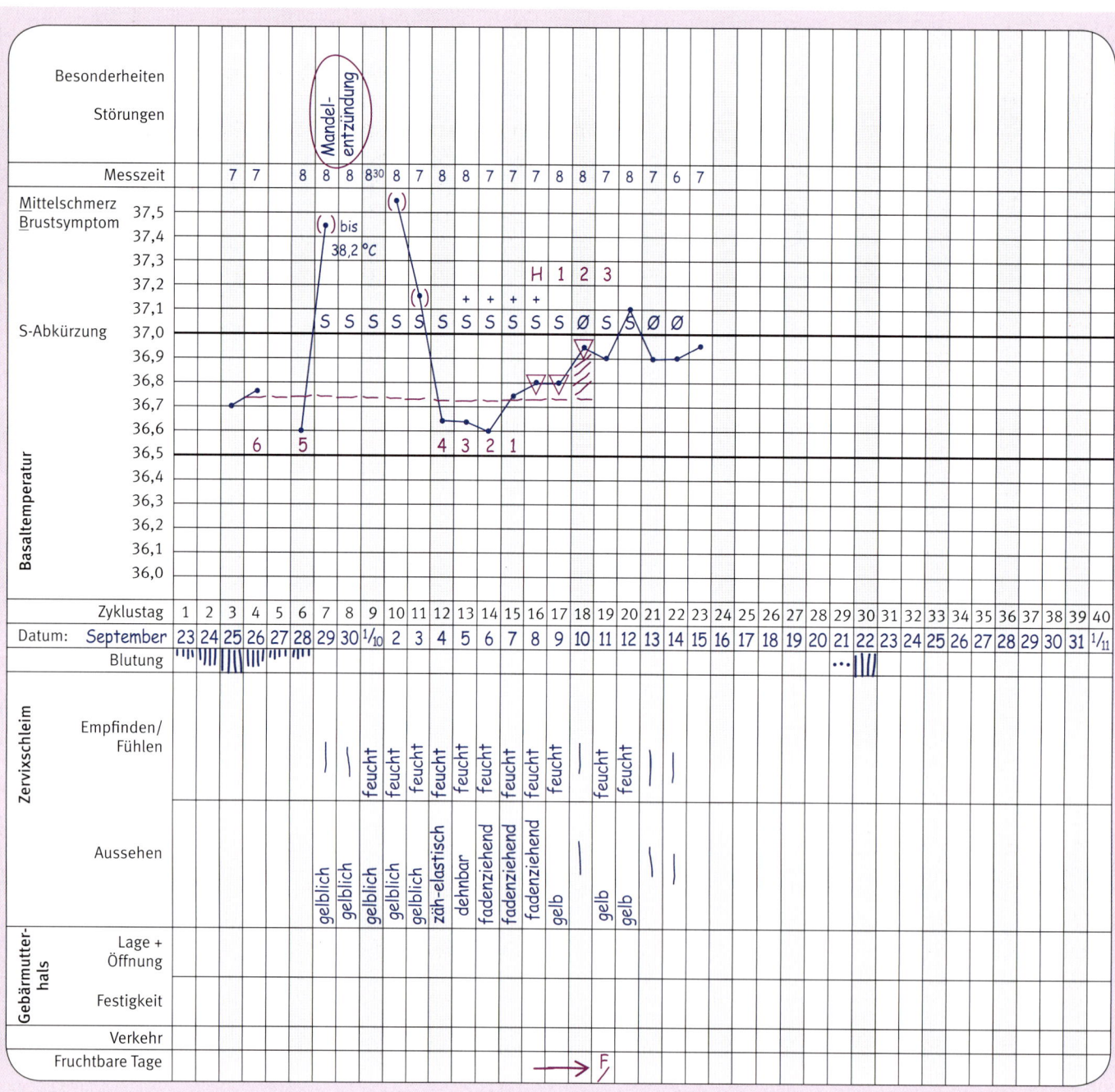

Arbeitsgruppe NFP

Zyklus-Nr: [ ] [1] [5]

Messweise
After [X]
Scheide [ ]
Mund [ ]

Früheste 1. höhere
Messung aus den
vorangegangenen
Zyklen [1] [6]

minus 8 [ ] [ ]

1. höhere Messung
in diesem Zyklus [1] [6]

Wollen Sie im
nächsten Zyklus
schwanger werden?

ja [ ]
nein [X]
unentschieden [ ]

© ✠ Malteser

Unfruchtbare Zeit nach dem Eisprung

1. Der Höhepunkt des Schleimsymptoms ist am 16. Zyklustag.

2. Vom 7. bis 11. Zyklustag hatte Beate Sch. eine fiebrige Mandel-entzündung. Die hier gemessenen Temperaturwerte werden ausgeklammert und auch bei der Zählung der sechs niedrigen Werte nicht berücksichtigt.

3. Die 1. höhere Messung ist am 16. Zyklustag.

4. Die unfruchtbare Zeit nach dem Eisprung beginnt am Abend des 19. Zyklustages.

Training 15

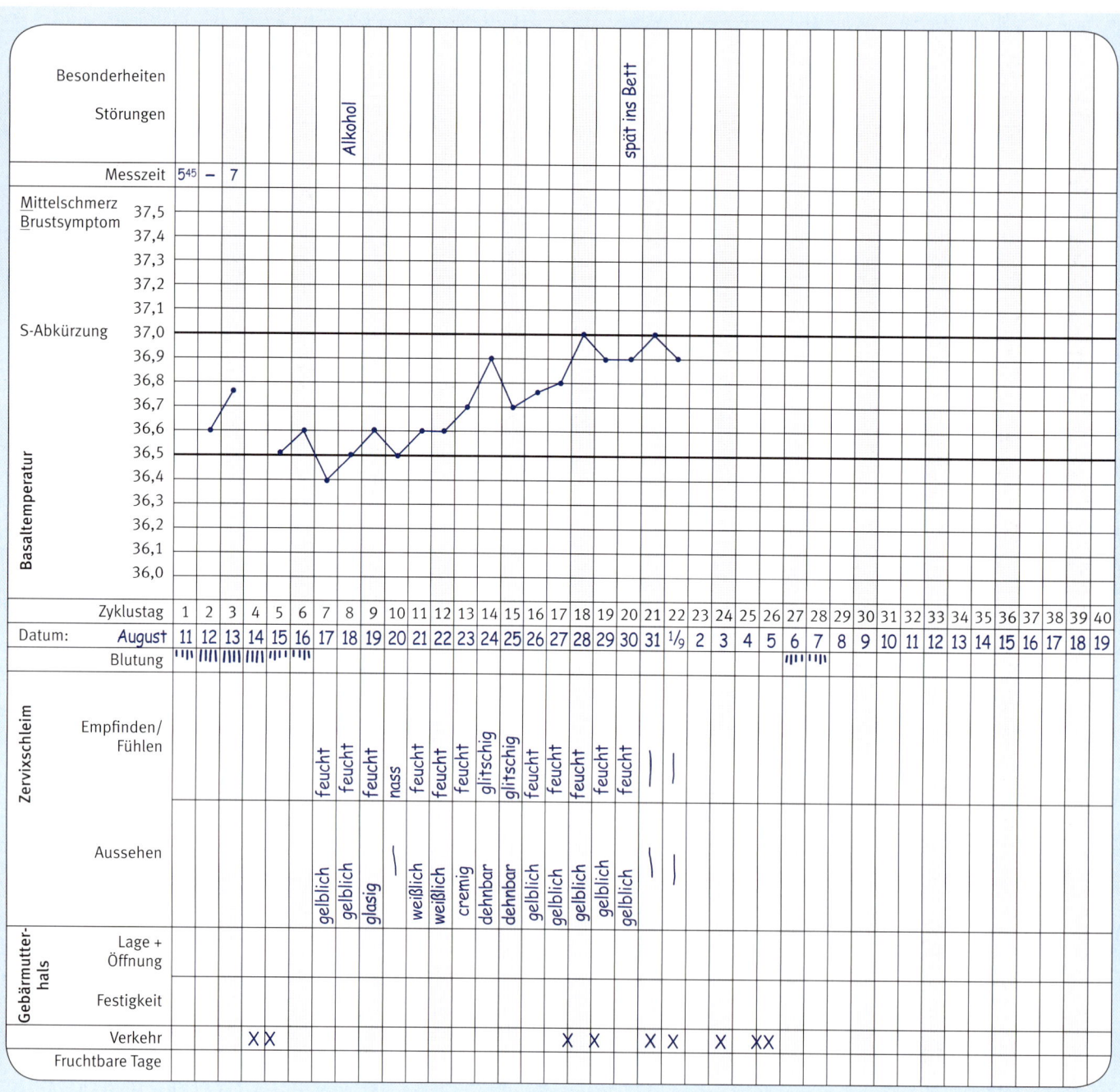

	Zyklustag	1	2	3	4	5	6	7	8	9	10	11	12	13	14	15	16	17	18	19	20	21	22	23	24	25	26	27	28	29	30	31	32	33	34	35	36	37	38	39	40

Besonderheiten

Störungen: Alkohol, spät ins Bett

Messzeit: 5⁴⁵ – 7

Datum: August 11, 12, 13, 14, 15, 16, 17, 18, 19, 20, 21, 22, 23, 24, 25, 26, 27, 28, 29, 30, 31, 1/9, 2, 3, 4, 5, 6, 7, 8, 9, 10, 11, 12, 13, 14, 15, 16, 17, 18, 19

Zervixschleim — Empfinden/Fühlen: feucht, feucht, feucht, nass, feucht, feucht, feucht, glitschig, glitschig, feucht, feucht, feucht, feucht, feucht

Zervixschleim — Aussehen: gelblich, gelblich, glasig, —, weißlich, weißlich, cremig, dehnbar, dehnbar, gelblich, gelblich, gelblich, gelblich, gelblich

Verkehr: X X ... X X ... X X ... X ... X X

nfp

Arbeitsgruppe NFP

Zyklus-Nr: | 1 | 9 |

Messweise After | X |
Scheide | |
Mund | |

Früheste 1. höhere Messung aus den vorangegangenen Zyklen | 1 | 3 |

minus 8 | | |

1. höhere Messung in diesem Zyklus | | |

Wollen Sie im nächsten Zyklus schwanger werden?

ja | |
nein | X |
unentschieden | |

© **Malteser**

Unfruchtbare Zeit nach dem Eisprung

>> Corinna L., 31-jährige Verkäuferin, zwei Kinder, kein Kinderwunsch

1. Tragen Sie die Schleimabkürzungen ein und bestimmen Sie den Höhepunkt des Schleimsymptoms.

2. Gibt es Störungen und Besonderheiten?

3. Bestimmen Sie die 1. höhere Messung und tragen Sie die 1. höhere Messung in die rechte Spalte ein.

4. Bestimmen Sie den Beginn der unfruchtbaren Zeit nach dem Eisprung.

DIE UNFRUCHTBARE ZEIT NACH DEM EISPRUNG

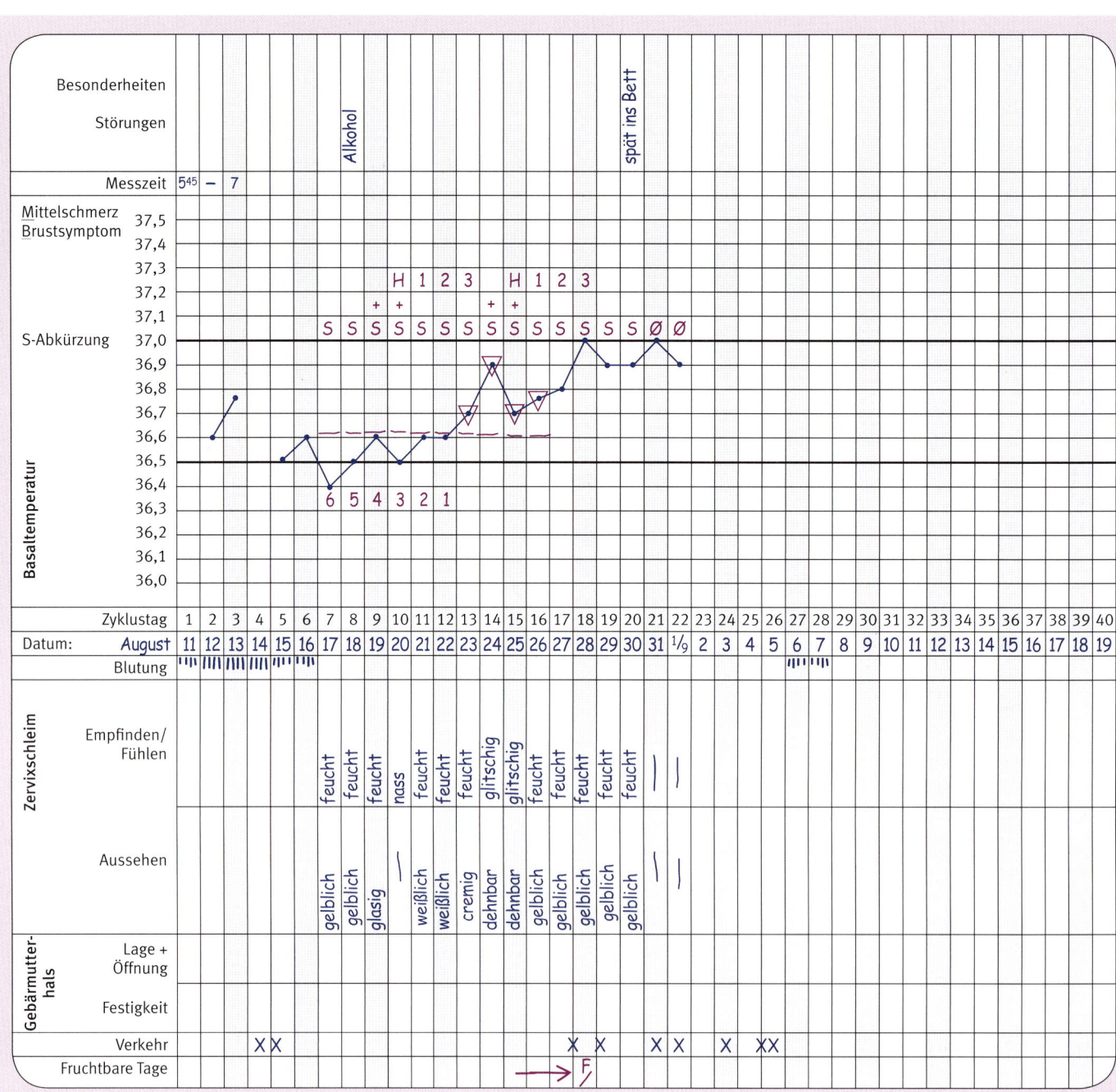

Arbeitsgruppe NFP

Zyklus-Nr: ☐ 1 9

Messweise After ☒

Scheide ☐

Mund ☐

Früheste 1. höhere
Messung aus den
vorangegangenen
Zyklen 1 3

minus 8 ☐☐

1. höhere Messung
in diesem Zyklus 1 3

Wollen Sie im
nächsten Zyklus
schwanger werden?

ja ☐

nein ☒

unentschieden ☐

© ✠ **Malteser**

Unfruchtbare Zeit nach dem Eisprung

1. In diesem Zyklus gibt es zwei Höhepunkte des Schleimsymptoms, am 10. und 15. Zyklustag.

2. Alkohol am 8. Zyklustag wirkt sich nicht auf die Temperatur
aus, „spät ins Bett" am 20. Tag bleibt unberücksichtigt, da die
Auswertung bereits abgeschlossen ist.

3. Die 1. höhere Messung ist am 13. Zyklustag.

4. Die unfruchtbare Zeit nach dem Eisprung beginnt am Abend des
18. Zyklustages.

Hinweis:

▪ Die Temperatur wird nach der ersten Ausnahmeregel ausgewertet.

▪ Für die doppelte Kontrolle wird der Höhepunkt am 15. Zyklustag herangezogen, da vor abgeschlossener Temperaturauswertung nochmals Schleim der besten Qualität auftritt.

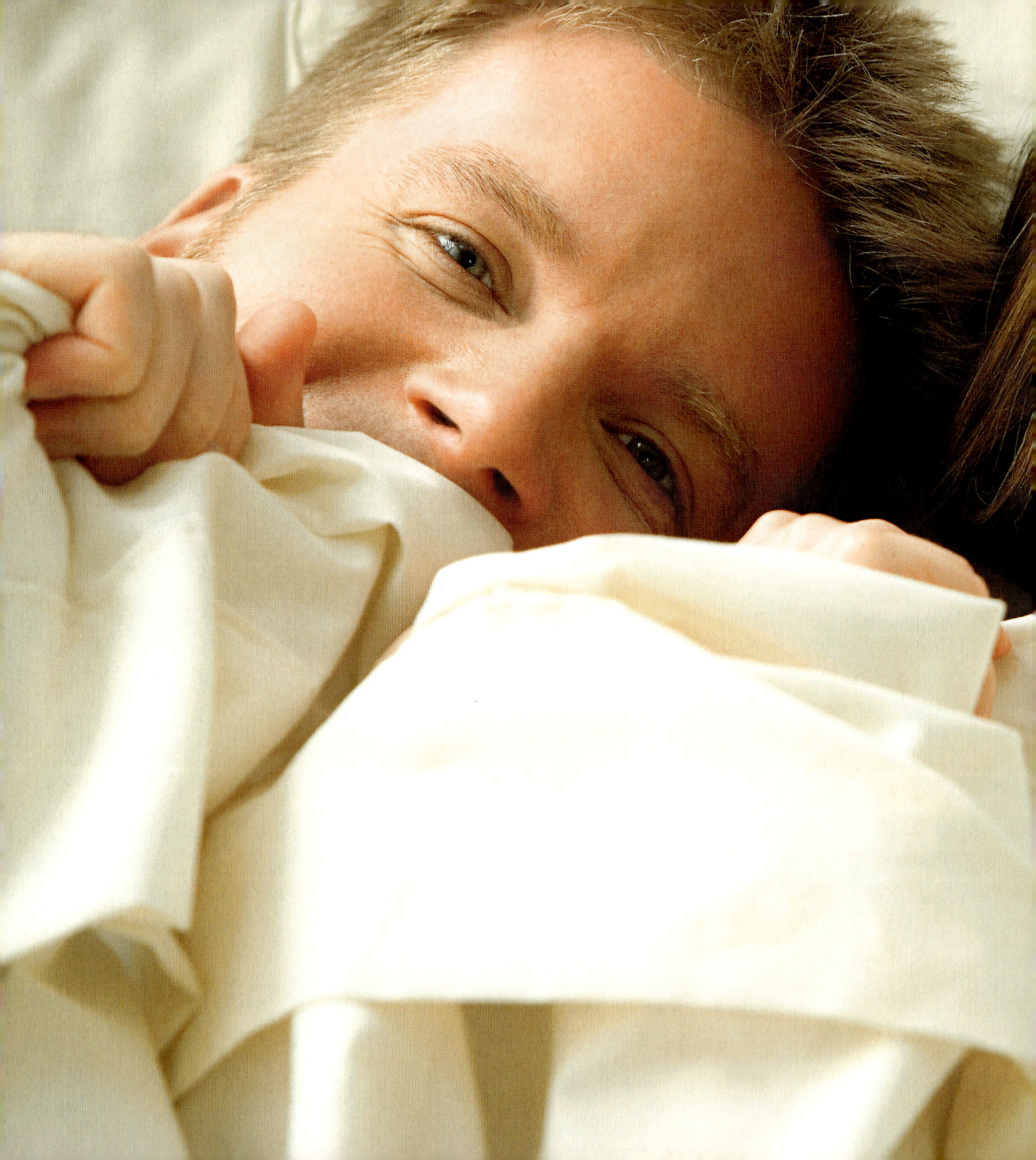

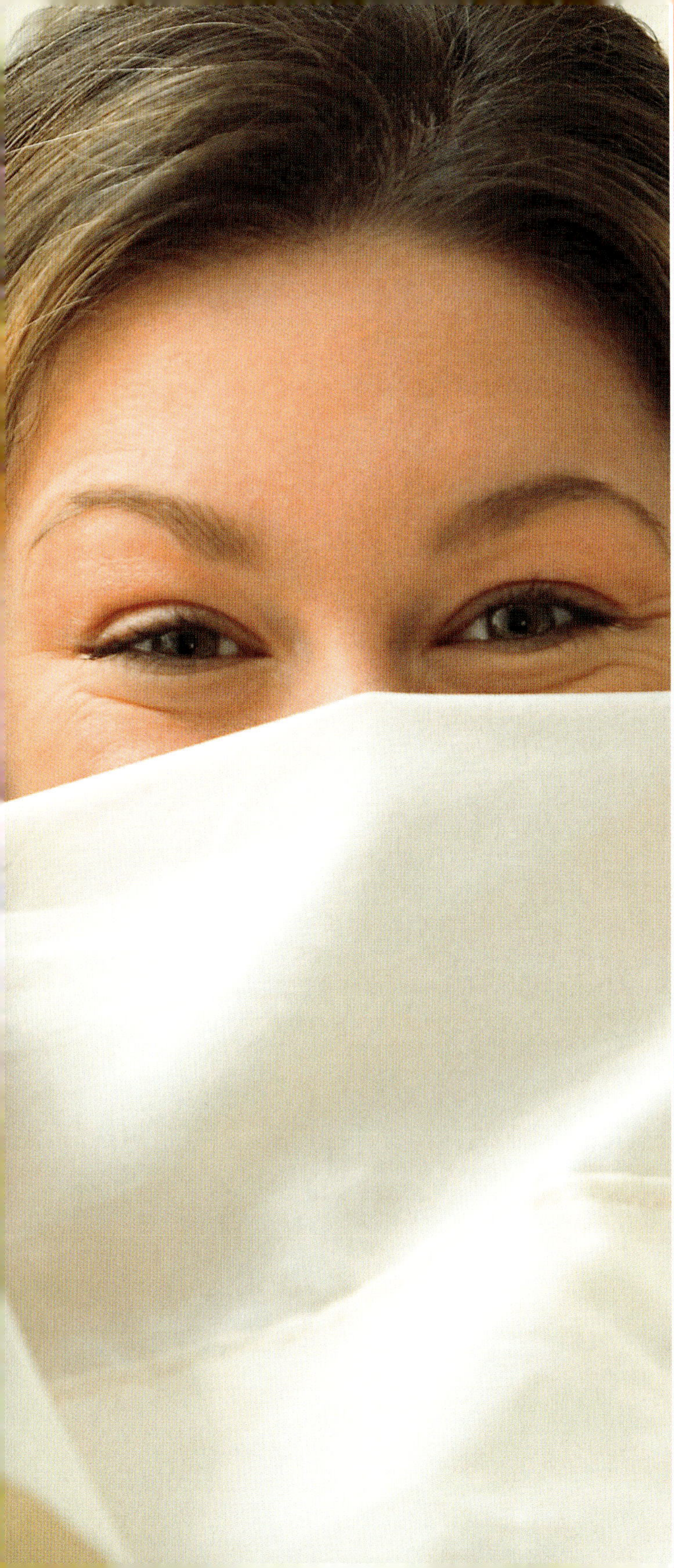

3

Die unfruchtbare Zeit am Zyklusanfang

Die unfruchtbare Zeit am Zyklusanfang und vor dem Eisprung wird in doppelter Kontrolle mit dem Zervixschleim bestimmt und orientiert sich ganz eng an den Vorerfahrungen, die die einzelne Frau mit ihren Zyklen hat. Wie das praktisch aussieht, wird in diesem Kapitel erklärt und anhand verschiedener Trainings vertieft.

Kapitel 3

Bestimmen der unfruchtbaren Zeit am Zyklusanfang

Die unfruchtbare Zeit am Zyklusanfang ist schwieriger einzugrenzen als die nach dem Eisprung.

Eine unfruchtbare Zeit am Zyklusanfang darf nur dann angenommen werden, wenn im vorangegangenen Zyklus eine auswertbare Temperaturhochlage mit den erforderlichen höheren Messungen vorgelegen hat.

Da eine Frau, die mit der symptothermalen Methode beginnt, in der Regel nichts über ihren vorausgegangenen Zyklus weiß, muss sie **im 1. Zyklus von Anfang an Fruchtbarkeit** annehmen.

Ansonsten wird die einsetzende Fruchtbarkeit mithilfe des Zervixschleims in doppelter Kontrolle mit der Minus-8-Regel bzw. mit der 5-Tage-Regel (was immer zuerst kommt) bestimmt (vgl. Leitfaden „Natürlich und sicher").

In den folgenden Zyklen gilt für die NFP-Anfängerin die 5-Tage-Regel bzw. die Minus-8-Regel.

5-Tage-Regel:
Die ersten 5 Tage in doppelter Kontrolle mit dem Zervixschleim (was immer zuerst kommt) können als unfruchtbar angenommen werden.

Minus-8-Regel:
Sobald 12 auswertbare Temperaturkurven vorliegen, gilt die „Minus-8-Regel". Der letzte unfruchtbare Tag am Zyklusanfang ist der Tag der *1. höheren Messung aus mindestens 12 Temperaturzyklen „minus 8" in doppelter Kontrolle mit dem Zervixschleim, was immer zuerst kommt.

frühesten

Und so geht die NFP-Anfängerin vor:

- Im 1. Lernzyklus gilt Fruchtbarkeit von Anfang an.
- In jedem Zyklus wird, sobald die Temperatur ausgewertet ist, in die rechte Spalte die 1. höhere Messung in diesem Zyklus eingetragen.
- Kann eine Temperaturhochlage ausgewertet werden, darf im folgenden Zyklus die 5-Tage-Regel angewendet, d. h. die ersten 5 Tage als unfruchtbar angenommen werden.
- Die ersten 5 Tage werden zu Beginn des Zyklus mit einem senkrechten Strich markiert.
- Tritt das Schleimsymptom früher auf, beginnt die fruchtbare Phase sofort, dem Prinzip der doppelten Kontrolle entsprechend „was immer zuerst kommt".
- Ebenfalls zu Beginn eines jeden neuen Zyklus wird in der rechten Spalte die früheste 1. höhere Messung aus den vorausgegangenen Zyklen eingetragen.
- In jedem neuen Zyklus ist besonders darauf zu achten, ob die 1. höhere Messung früher als in den vorausgegangenen Zyklen auftritt. Ist dies der Fall, so muss diese im folgenden Zyklus als früheste 1. höhere Messung aus den vorangegangenen Zyklen eingetragen werden.
- Sollte die 1. höhere Messung bereits während der ersten zwölf Zyklen einmal auf den 12. Zyklustag oder noch früher fallen, dürfen von nun an nicht mehr die ersten fünf Tage als unfruchtbar angenommen werden. In diesem Fall gilt ab sofort die Minus-8-Regel.

Sobald 12 auswertbare Temperaturkurven vorliegen, geht die NFP-Anwenderin folgendermaßen vor:

- Zu Beginn des 13. Zyklus wird wie üblich in der rechten Spalte die früheste 1. höhere Messung aus den vorangegangenen Zyklen eingetragen.
- Dann werden davon 8 Tage abgezogen. So erhält man die unfruchtbaren Tage am Zyklusanfang (Beispiel: 15-8 = 7).
- Diese werden im Zyklusblatt mit einem senkrechten Strich markiert.
- Der 1. Tag der fruchtbaren Phase wird in der Zeile „Fruchtbare Tage" mit einem „F" gekennzeichnet. Alle weiteren fruchtbaren Tage werden fortlaufend mit einem „F" markiert, bis das Ende der fruchtbaren Zeit bestimmt werden kann.
- Tritt das Schleimsymptom früher auf, beginnt die fruchtbare Phase sofort, dem Prinzip der doppelten Kontrolle entsprechend „was immer zuerst kommt".
- Nach abgeschlossener Temperaturauswertung wird die 1. höhere Messung in diesem Zyklus in die rechte Spalte eingetragen und es wird überprüft, ob es im laufenden Zyklus zu einer Vorverlagerung der frühesten 1. höheren Messung gekommen ist.

Eine weitere Möglichkeit der doppelten Kontrolle ist die Bestimmung der unfruchtbaren Zeit am Zyklusanfang mit Hilfe von Temperatur und Gebärmutterhals.

Regel: Gebärmutterhals

Solange der Gebärmutterhals nach der Menstruation unverändert ist, kann Unfruchtbarkeit angenommen werden, sofern die 5-Tage-Regel bzw. die Minus-8-Regel nicht bereits Fruchtbarkeit anzeigen. Sobald irgendeine Veränderung des Gebärmutterhalses am Zyklusanfang auftritt, beginnt die fruchtbare Zeit.

Sonderregel bei vorliegendem Menstruationskalender:

Für diejenigen Frauen, die vor der NFP-Anwendung einen Menstruationskalender geführt haben, gibt es die Möglichkeit, die unfruchtbare Zeit am Zyklusanfang u.U. etwas zu verlängern, nämlich mit der

Minus-20-Regel:

Der kürzeste Zyklus aus 12 vorausgegangenen Zyklen minus 20 ist der letzte unfruchtbare Tag am Zyklusanfang in doppelter Kontrolle mit dem Zervixschleim, was immer zuerst kommt.

Training 16

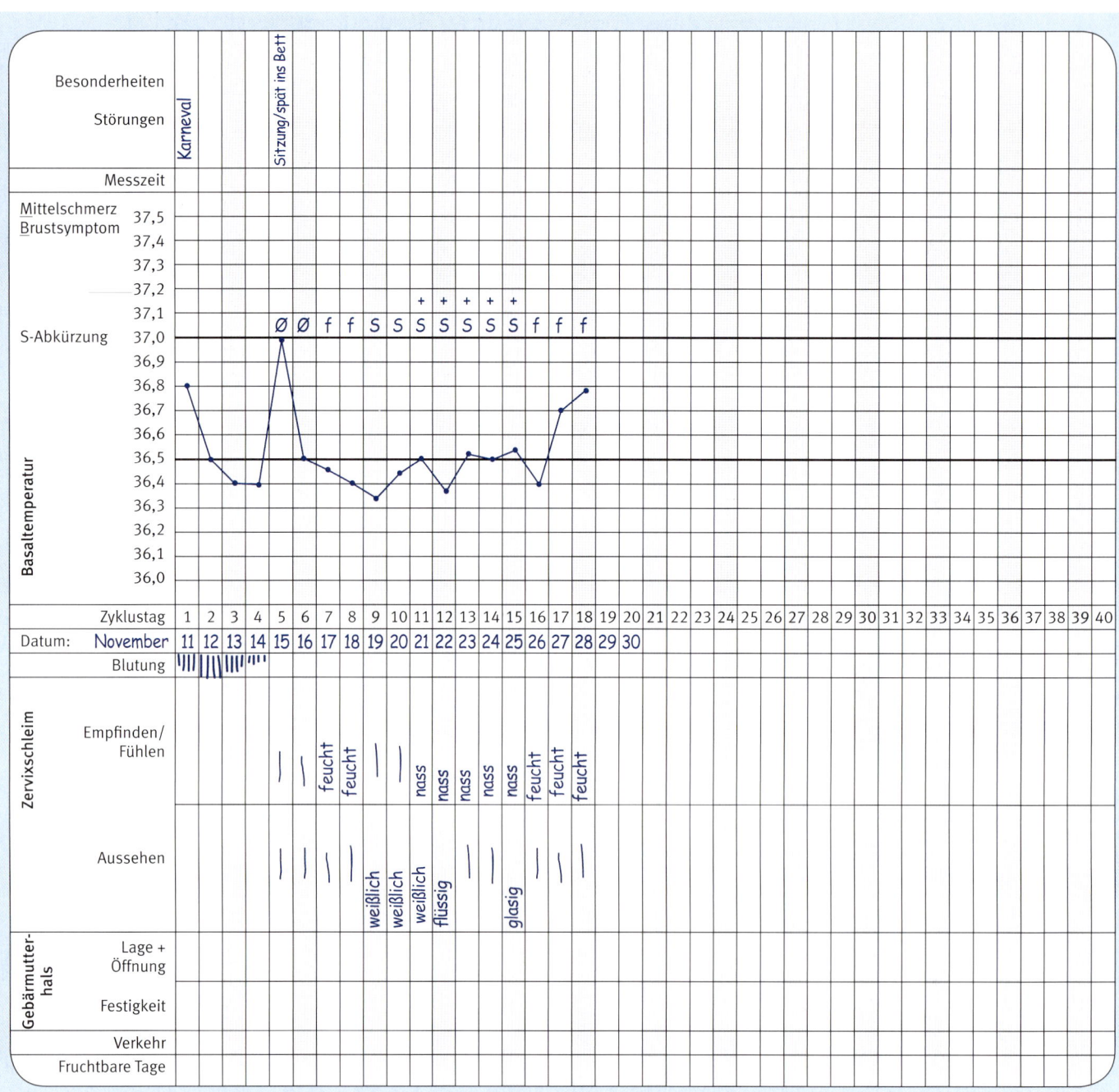

	DIE UNFRUCHTBARE ZEIT AM ZYKLUSANFANG			

Besonderheiten
Störungen — Karneval / Sitzung/spät ins Bett

Messzeit

Mittelschmerz / Brustsymptom

S-Abkürzung

Basaltemperatur

Zyklustag	1	2	3	4	5	6	7	8	9	10	11	12	13	14	15	16	17	18	19	20	21	22	23	24	25	26	27	28	29	30	31	32	33	34	35	36	37	38	39	40
Datum: November	11	12	13	14	15	16	17	18	19	20	21	22	23	24	25	26	27	28	29	30																				

S-Abkürzung-Zeile: Ø Ø f f S S S S S S S f f f (mit + über Tag 11–15)

Blutung

Zervixschleim
Empfinden/Fühlen: feucht, feucht, nass, nass, nass, nass, nass, feucht, feucht, feucht
Aussehen: weißlich, weißlich, weißlich, flüssig, glasig

Gebärmutterhals
Lage + Öffnung
Festigkeit

Verkehr
Fruchtbare Tage

84

Unfruchtbare Zeit am Zyklusanfang

Arbeitsgruppe NFP

Zyklus-Nr: | | 1

Messweise
After
Scheide X
Mund

Früheste 1. höhere
Messung aus den
vorangegangenen
Zyklen

minus 8

1. höhere Messung
in diesem Zyklus

Wollen Sie im
nächsten Zyklus
schwanger werden?

ja
nein X
unentschieden

© **Malteser**

>> **Karin J., 38 Jahre, zwei Kinder, möchte die NFP erlernen
und beobachtet sich im ersten Zyklus.**

1. Bestimmen Sie den letzten unfruchtbaren Tag am Zyklusanfang
   und markieren Sie den ersten fruchtbaren Tag mit einem „F".

2. Störungen und Besonderheiten?

DIE UNFRUCHTBARE ZEIT AM ZYKLUSANFANG

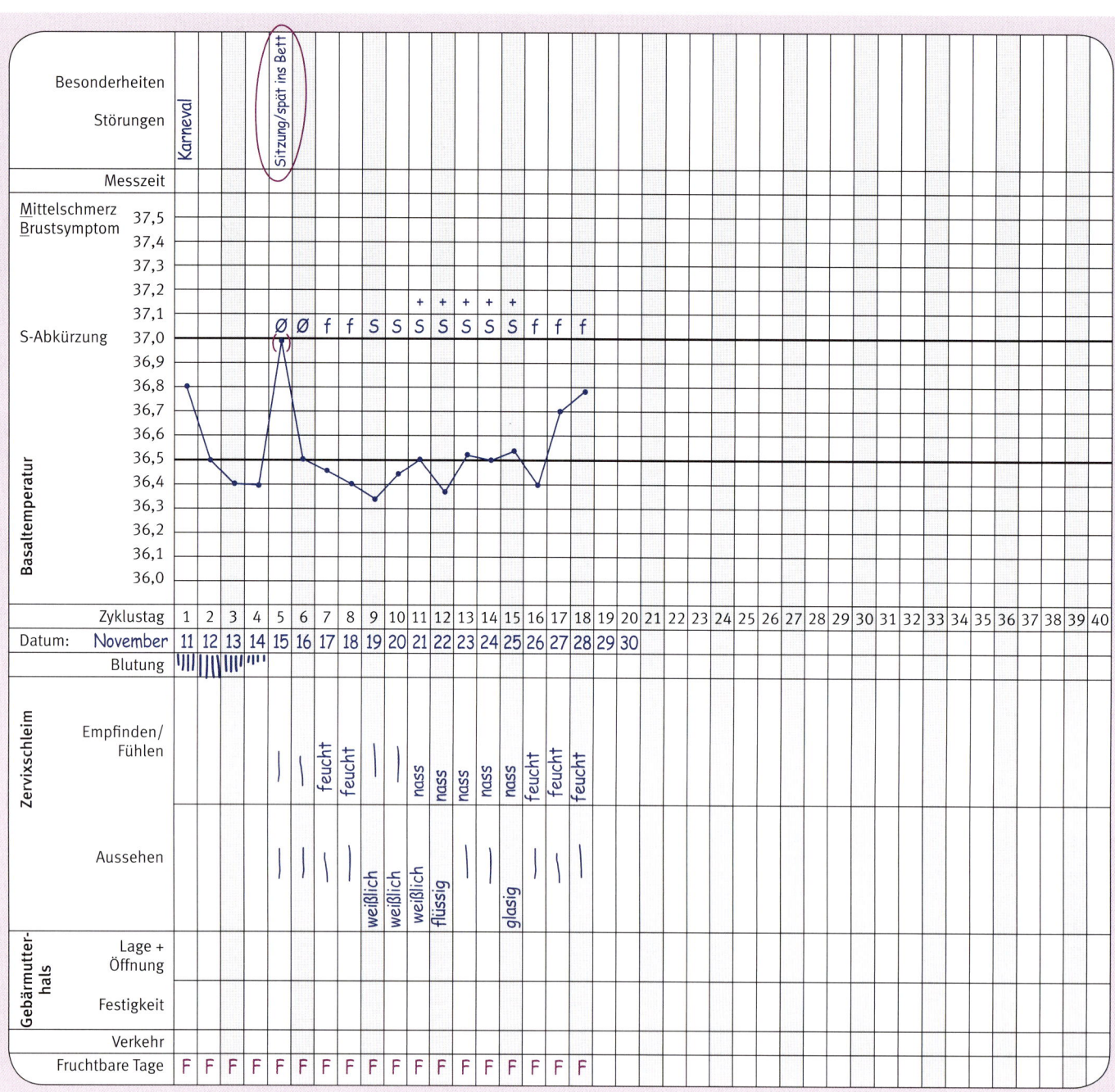

		1	2	3	4	5	6	7	8	9	10	11	12	13	14	15	16	17	18
Besonderheiten		Karneval				Sitzung/spät ins Bett													
Störungen																			

Messzeit

Mittelschmerz / Brustsymptom

S-Abkürzung: Ø Ø f f S S S S S S S f f f (Tag 5–18)

Temperatur +-Zeichen über Tag 11–15

Basaltemperatur (Skala 36,0–37,5)

Zyklustag	1	2	3	4	5	6	7	8	9	10	11	12	13	14	15	16	17	18	19	20	21	22	23	24	25	26	27	28	29	30	31	32	33	34	35	36	37	38	39	40
Datum: November	11	12	13	14	15	16	17	18	19	20	21	22	23	24	25	26	27	28	29	30																				

Blutung: Tag 1–5

Zervixschleim

Empfinden/Fühlen: feucht feucht — nass nass nass nass nass feucht feucht feucht

Aussehen: weißlich weißlich flüssig — glasig

Gebärmutterhals — Lage + Öffnung — Festigkeit

Verkehr

| Fruchtbare Tage | F | F | F | F | F | F | F | F | F | F | F | F | F | F | F | F | F | F |

<table>
<tr><td colspan="2">nfp
Arbeitsgruppe NFP</td></tr>
<tr><td>Zyklus-Nr:</td><td>| | | 1 |</td></tr>
<tr><td rowspan="3">Messweise</td><td>After | |</td></tr>
<tr><td>Scheide | X |</td></tr>
<tr><td>Mund | |</td></tr>
<tr><td>Früheste 1. höhere Messung aus den vorangegangenen Zyklen</td><td>[/]</td></tr>
<tr><td>minus 8</td><td>| | |</td></tr>
<tr><td>1. höhere Messung in diesem Zyklus</td><td>| | |</td></tr>
<tr><td rowspan="3">Wollen Sie im nächsten Zyklus schwanger werden?</td><td>ja | |</td></tr>
<tr><td>nein | X |</td></tr>
<tr><td>unentschieden | |</td></tr>
<tr><td colspan="2">© 🛡 Malteser</td></tr>
</table>

Unfruchtbare Zeit am Zyklusanfang

1. Da Karin J. den ersten Beobachtungszyklus aufzeichnet und keine Vorerfahrungen hat, darf sie keine unfruchtbaren Tage am Zyklusanfang annehmen. Sie muss vom ersten Zyklustag an Fruchtbarkeit annehmen.

2. Die Temperaturmessung am 5. Zyklustag ist gestört (Sitzung/ spät ins Bett) und muss ausgeklammert werden.

DIE UNFRUCHTBARE ZEIT AM ZYKLUSANFANG

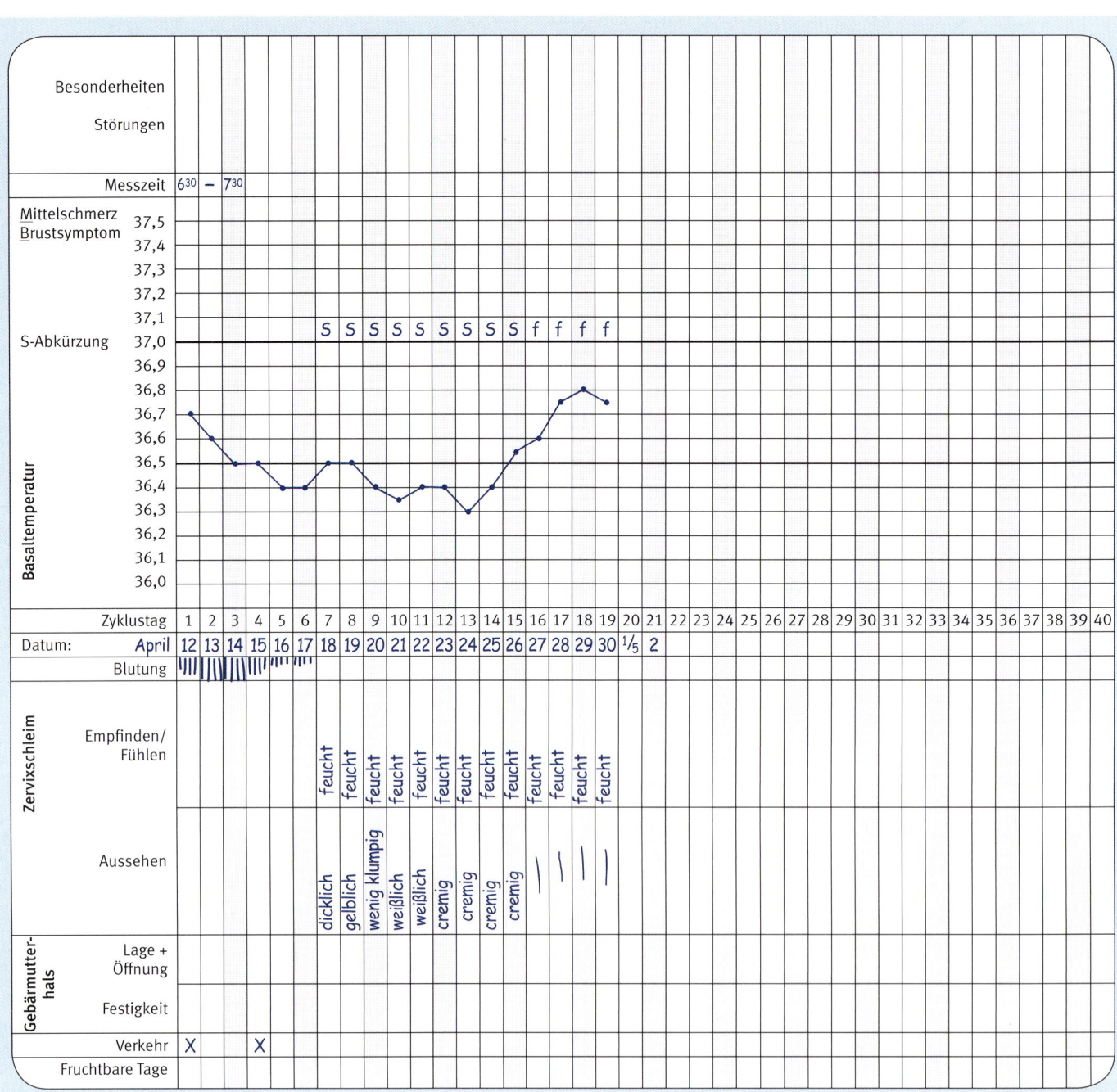

	Zyklustag	1	2	3	4	5	6	7	8	9	10	11	12	13	14	15	16	17	18	19	20
	Datum: April	12	13	14	15	16	17	18	19	20	21	22	23	24	25	26	27	28	29	30	1/5	2

Arbeitsgruppe NFP

Zyklus-Nr: [ ] [7]

Messweise   After [ ]
         Scheide [ ]
          Mund [X]

Früheste 1. höhere
Messung aus den
vorangegangenen
Zyklen   [1] [6]

minus 8   [ ] [ ]

1. höhere Messung
in diesem Zyklus   [ ] [ ]

Wollen Sie im
nächsten Zyklus
schwanger werden?

           ja [ ]
         nein [X]
  unentschieden [ ]

© 🛡 **Malteser**

Unfruchtbare Zeit am Zyklusanfang

» Julia K., 26-jährige Verwaltungsangestellte, ein Kind; sie
wendet im siebten Zyklus NFP an. Im sechsten Zyklus hat es
eine Temperaturhochlage gegeben.

1. Bestimmen Sie den letzten unfruchtbaren Tag am Zyklusanfang
   und markieren Sie den ersten fruchtbaren Tag mit einem „F".

2. Bestimmen Sie den Höhepunkt des Schleimsymptoms.

3. Störungen und Besonderheiten?

4. Bestimmen Sie zusätzlich die 1. höhere Messung und tragen Sie
   die 1. höhere Messung in die rechte Spalte ein.

5. Bestimmen Sie den Beginn der unfruchtbaren Zeit nach
   dem Eisprung.

6. Überprüfen Sie die früheste 1. höhere Messung.

DIE UNFRUCHTBARE ZEIT AM ZYKLUSANFANG

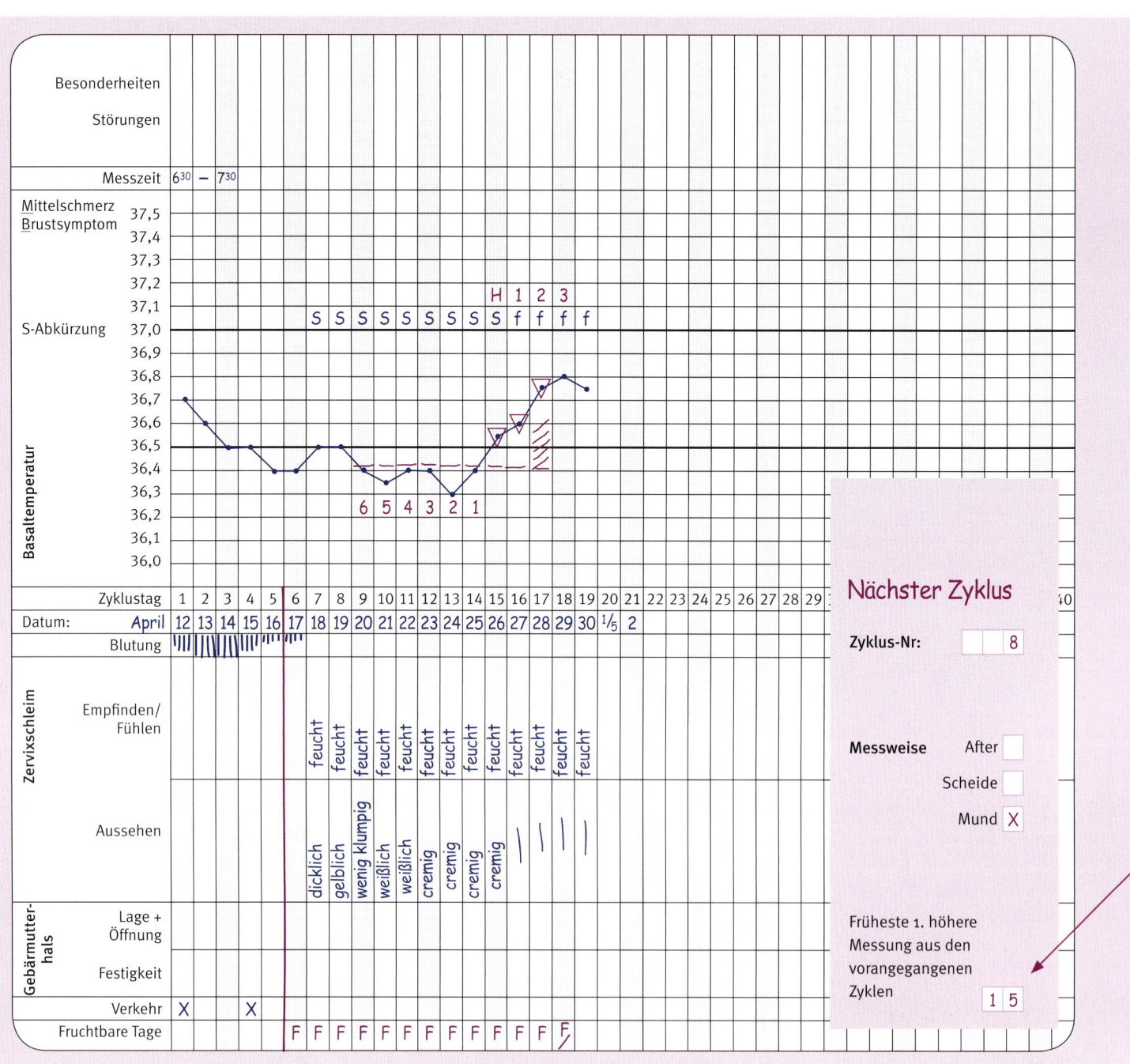

Nächster Zyklus

Zyklus-Nr: [ ] 8

Messweise
After [ ]
Scheide [ ]
Mund [X]

Früheste 1. höhere Messung aus den vorangegangenen Zyklen [1] [5]

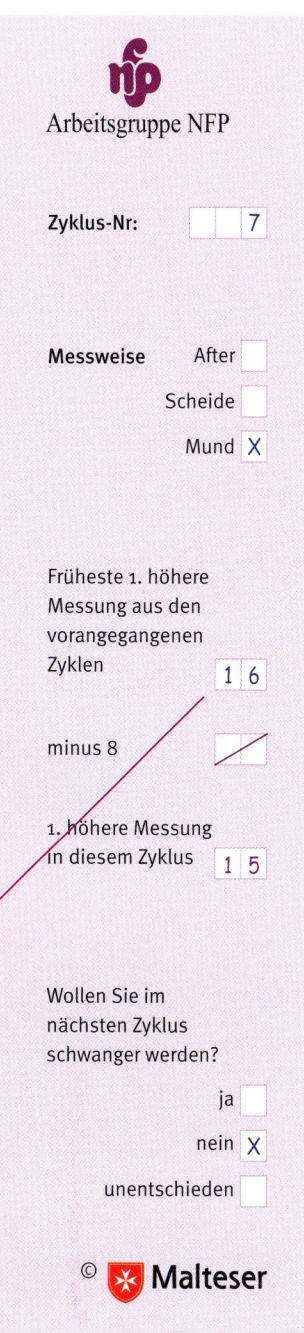

Arbeitsgruppe NFP

Zyklus-Nr: 7

Messweise   After
                 Scheide
                 Mund   X

Früheste 1. höhere
Messung aus den
vorangegangenen
Zyklen   1 6

minus 8

1. höhere Messung
in diesem Zyklus   1 5

Wollen Sie im
nächsten Zyklus
schwanger werden?

ja
nein   X
unentschieden

© ✠ Malteser

Unfruchtbare Zeit am Zyklusanfang

1. Die unfruchtbare Zeit am Zyklusanfang wird nach der 5-Tage-Regel in doppelter Kontrolle mit dem Schleimsymptom bestimmt. Der letzte unfruchtbare Tag ist der 5. Zyklustag.

2. Der Höhepunkt des Schleimsymptoms ist am 15. Zyklustag.

3. In diesem Zyklus gab es keine Störungen oder Besonderheiten.

4. Die 1. höhere Messung in diesem Zyklus ist am 15. Zyklustag.

5. Die unfruchtbare Zeit nach dem Eisprung beginnt am Abend des 18. Zyklustages.

6. Die 1. höhere Messung hat sich vom 16. auf den 15. Zyklustag vorverlagert.

DIE UNFRUCHTBARE ZEIT AM ZYKLUSANFANG

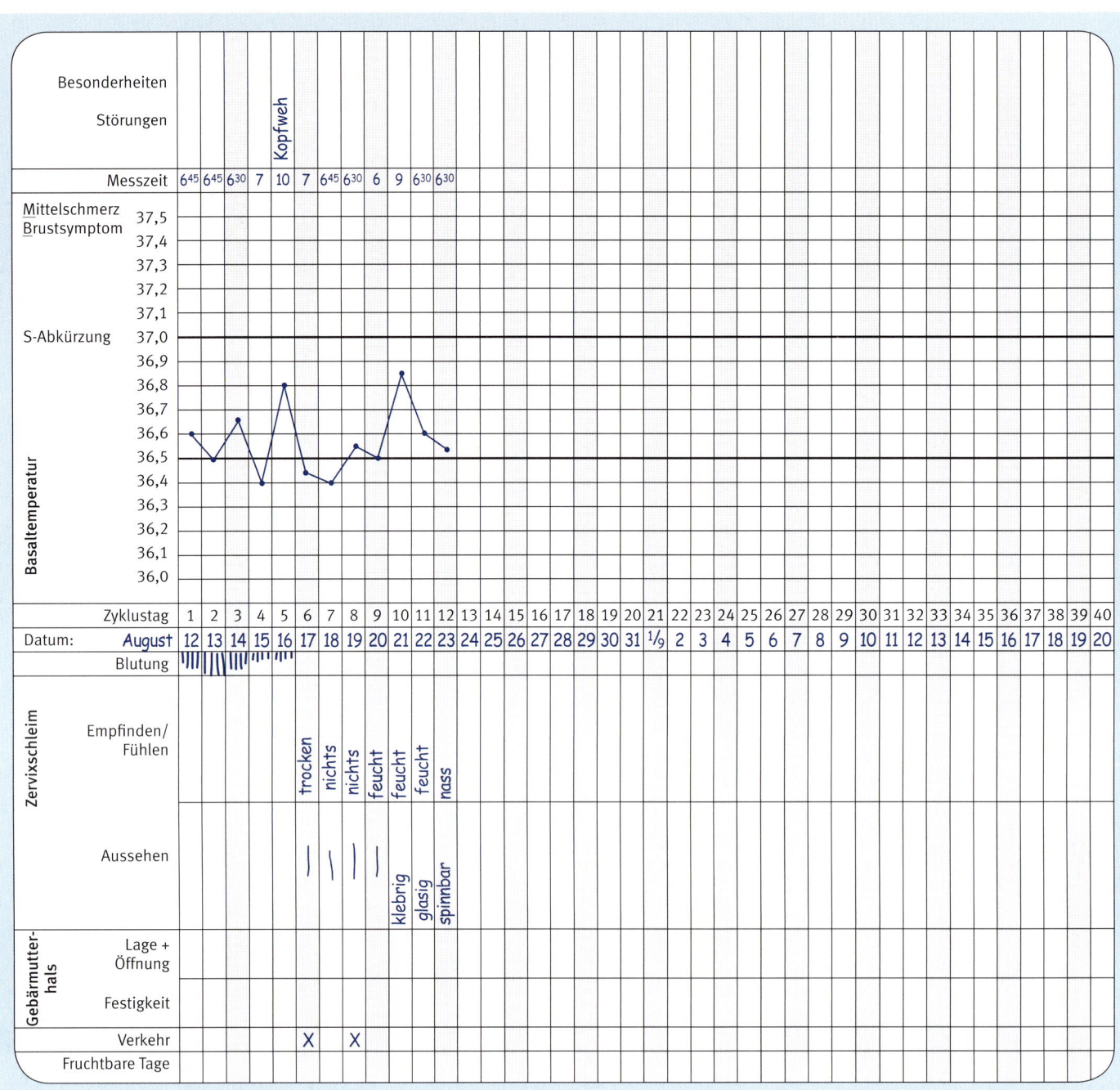

	Zyklustag	1	2	3	4	5	6	7	8	9	10	11	12	13	14	15	16	17	18	19	20	21	22	23	24	25	26	27	28	29	30	31	32	33	34	35	36	37	38	39	40
Datum:	August	12	13	14	15	16	17	18	19	20	21	22	23	24	25	26	27	28	29	30	31	1/9	2	3	4	5	6	7	8	9	10	11	12	13	14	15	16	17	18	19	20

Besonderheiten / Störungen: Kopfweh (Zyklustag 5)

Messzeit: 6⁴⁵ 6⁴⁵ 6³⁰ 7 10 7 6⁴⁵ 6³⁰ 6 9 6³⁰ 6³⁰

Zervixschleim Empfinden/Fühlen: trocken, nichts, nichts, feucht, feucht, feucht, nass

Aussehen: klebrig, glasig, spinnbar

Verkehr: X (Tag 6), X (Tag 8)

Unfruchtbare Zeit am Zyklusanfang

>> **Vanessa N., 24-jährige Journalistin, wendet seit einem Jahr NFP an. Diesem Zyklus ist eine Temperaturhochlage vorausgegangen.**

1. Bestimmen Sie den letzten unfruchtbaren Tag am Zyklusanfang und markieren Sie den ersten fruchtbaren Tag mit einem „F".

2. Störungen und Besonderheiten?

---

nfp

Arbeitsgruppe NFP

Zyklus-Nr: | 1 | 3 |

Messweise   After | X |
Scheide | |
Mund | |

Früheste 1. höhere Messung aus den vorangegangenen Zyklen | 1 | 8 |

minus 8 | | |

1. höhere Messung in diesem Zyklus | | |

Wollen Sie im nächsten Zyklus schwanger werden?

ja | |
nein | X |
unentschieden | |

© **✠ Malteser**

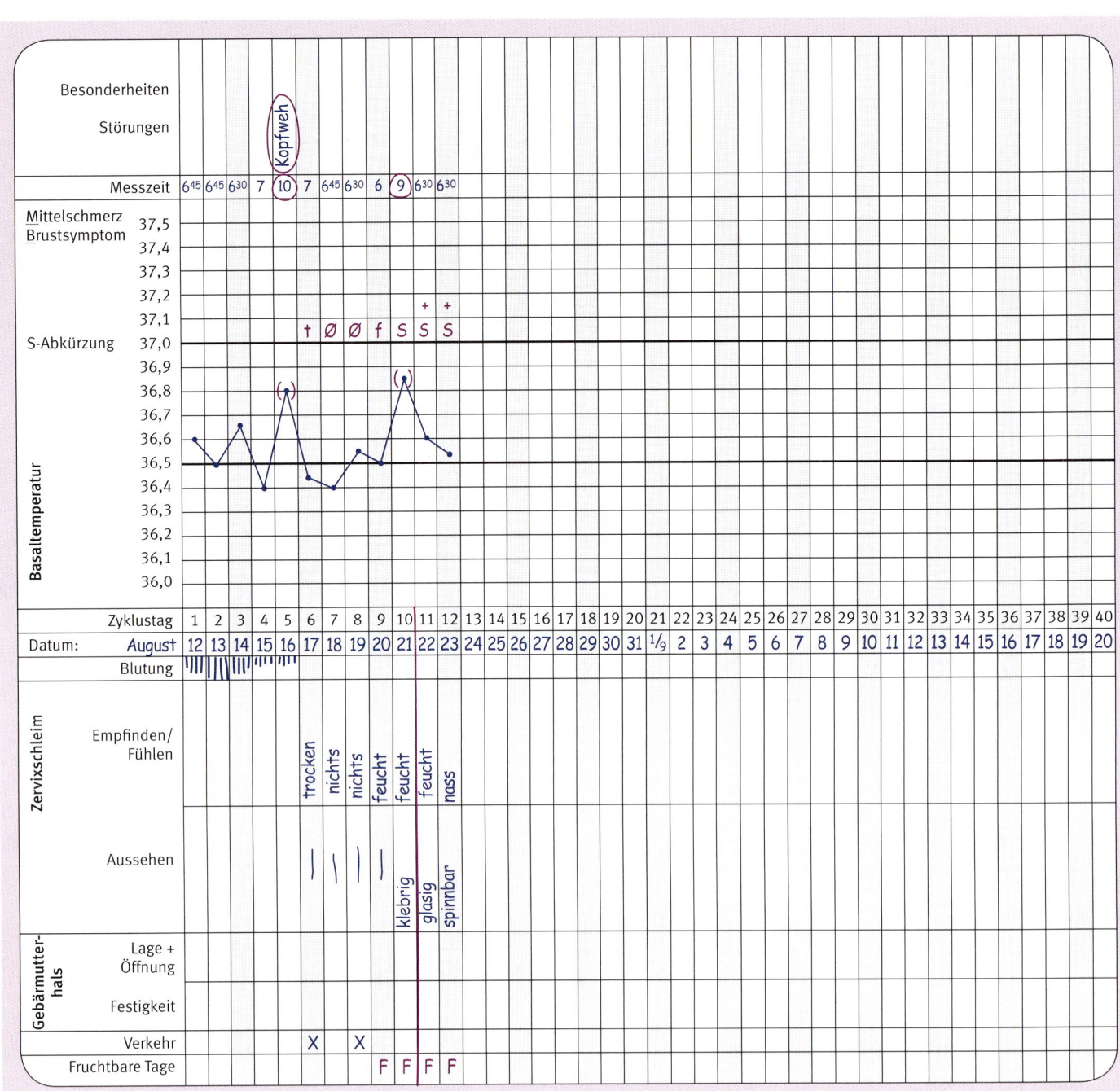

DIE UNFRUCHTBARE ZEIT AM ZYKLUSANFANG

		1	2	3	4	5	6	7	8	9	10	11	12
Besonderheiten / Störungen					(Kopfweh)							
Messzeit		6⁴⁵	6⁴⁵	6³⁰	7	(10)	7	6⁴⁵	6³⁰	6	(9)	6³⁰	6³⁰
S-Abkürzung							†	Ø	Ø	f	S	S	S

Besonderheiten / Störungen: Kopfweh (Zyklustag 5)

Messzeit: 6⁴⁵ 6⁴⁵ 6³⁰ 7 (10) 7 6⁴⁵ 6³⁰ 6 (9) 6³⁰ 6³⁰

Mittelschmerz / Brustsymptom: 37,5 37,4 37,3 37,2 37,1

S-Abkürzung: † Ø Ø f S S S (mit + über Zyklustag 11 und 12)

Zyklustag: 1 2 3 4 5 6 7 8 9 10 11 12 13 14 15 16 17 18 19 20 21 22 23 24 25 26 27 28 29 30 31 32 33 34 35 36 37 38 39 40

Datum August: 12 13 14 15 16 17 18 19 20 21 22 23 24 25 26 27 28 29 30 31 1/9 2 3 4 5 6 7 8 9 10 11 12 13 14 15 16 17 18 19 20

Zervixschleim

Empfinden/Fühlen: trocken nichts nichts feucht feucht feucht nass

Aussehen: klebrig glasig spinnbar

Gebärmutterhals — Lage + Öffnung / Festigkeit

Verkehr: X X

Fruchtbare Tage: F F F F

94

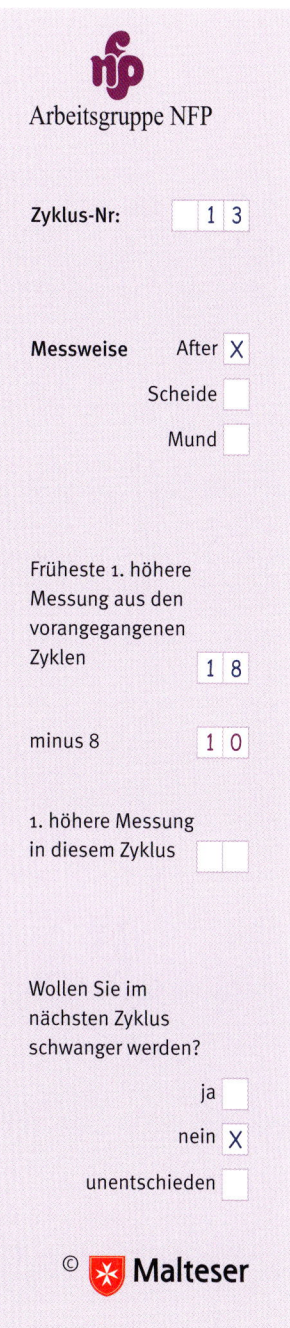

Unfruchtbare Zeit am Zyklusanfang

1. Da bereits 12 Temperaturkurven vorliegen, wird die unfruchtbare Zeit am Zyklusanfang nach der Minus-8-Regel in doppelter Kontrolle mit dem Schleimsymptom bestimmt. Der letzte unfruchtbare Tag ist der 8. Zyklustag, da Vanessa N. bereits am 9. und 10. Zyklustag Zervixschleim beobachtet.

2. Die Temperaturwerte am 5. und 10. Zyklustag sind gestört. Offenbar reagiert Vanessa N. sensibel auf spätere Messzeiten. Zudem scheinen sich die Kopfschmerzen am 5. Zyklustag mit auszuwirken.

Zyklus-Nr: 1 3

Messweise After X
Scheide
Mund

Früheste 1. höhere Messung aus den vorangegangenen Zyklen 1 8

minus 8 1 0

1. höhere Messung in diesem Zyklus

Wollen Sie im nächsten Zyklus schwanger werden?

ja
nein X
unentschieden

© Malteser

Training 19a

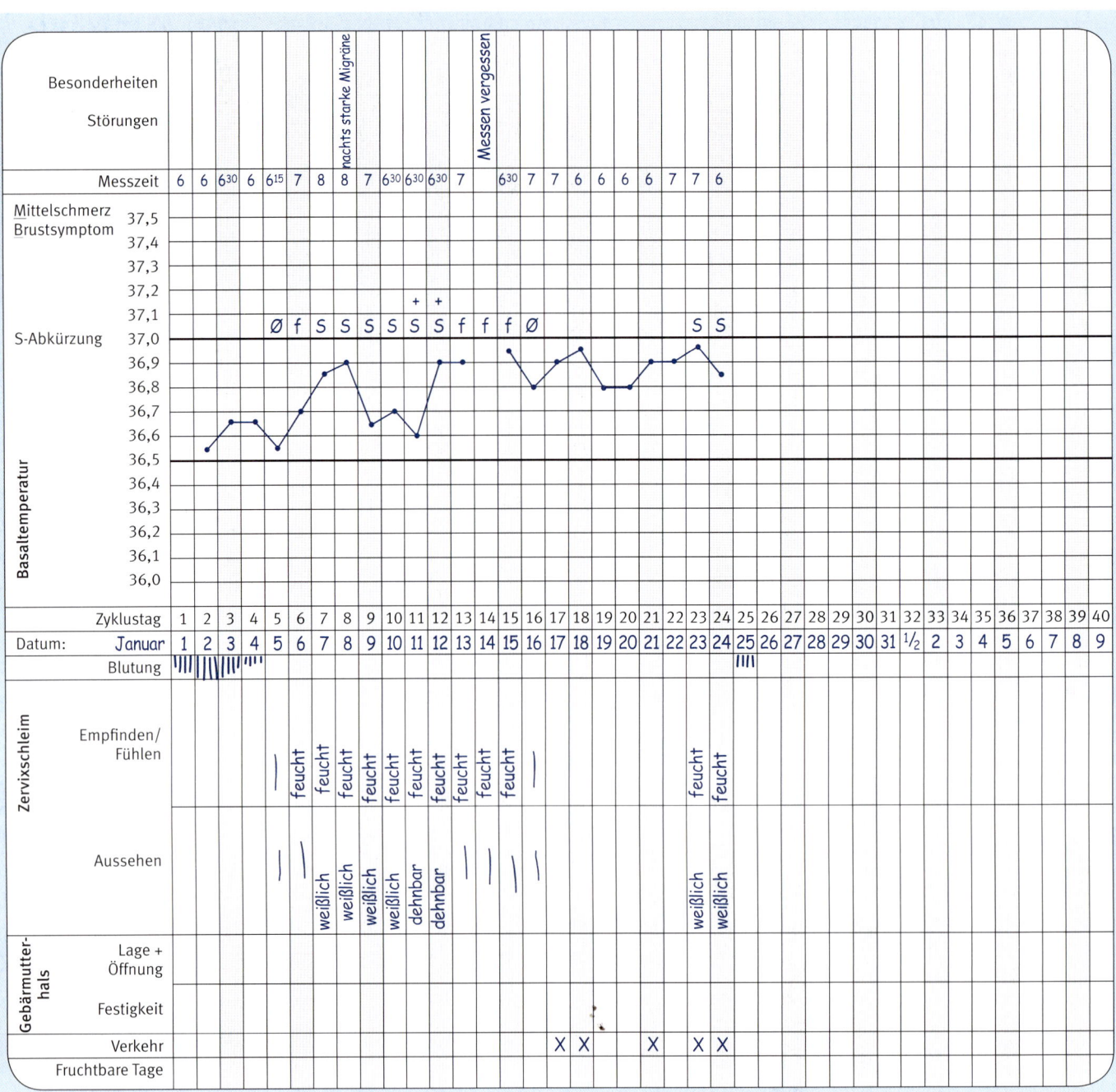

| | Zyklustag | 1 | 2 | 3 | 4 | 5 | 6 | 7 | 8 | 9 | 10 | 11 | 12 | 13 | 14 | 15 | 16 | 17 | 18 | 19 | 20 | 21 | 22 | 23 | 24 | 25 | 26 | 27 | 28 | 29 | 30 | 31 | 32 | 33 | 34 | 35 | 36 | 37 | 38 | 39 | 40 |

Messzeit: 6 6 6³⁰ 6 6¹⁵ 7 8 8 7 6³⁰ 6³⁰ 6³⁰ 7 6³⁰ 7 7 6 6 6 6 6 7 7 6

Besonderheiten / Störungen: nachts starke Migräne — Messen vergessen

S-Abkürzung: Ø f S S S S S S S f f f Ø S S

Datum: Januar 1 2 3 4 5 6 7 8 9 10 11 12 13 14 15 16 17 18 19 20 21 22 23 24 25 26 27 28 29 30 31 ½ 2 3 4 5 6 7 8 9

Zervixschleim Empfinden/Fühlen: feucht feucht feucht feucht feucht feucht feucht feucht feucht feucht ... feucht feucht

Aussehen: weißlich weißlich weißlich weißlich dehnbar dehnbar ... weißlich weißlich

Verkehr: X X X X X

Zyklus-Nr: 5

Messweise After X
Scheide ☐
Mund ☐

Früheste 1. höhere
Messung aus den
vorangegangenen
Zyklen 1 4

minus 8 ☐

1. höhere Messung
in diesem Zyklus ☐

Wollen Sie im
nächsten Zyklus
schwanger werden?

ja ☐
nein X
unentschieden ☐

© Malteser

Arbeitsgruppe NFP

Unfruchtbare Zeit am Zyklusanfang und nach dem Eisprung

>> Anette W., 38 Jahre, Altenpflegerin, zwei Kinder; sie wendet im fünften Zyklus NFP an.

(Training 19 a und 19 b sind zwei aufeinanderfolgende Zyklen von Anette W.; Zyklus 19 a ist eine Temperaturhochlage vorausgegangen.)

1. Bestimmen Sie den letzten unfruchtbaren Tag am Zyklusanfang und markieren Sie den ersten fruchtbaren Tag mit einem „F".

2. Bestimmen Sie den Höhepunkt des Schleimsymptoms.

3. Störungen und Besonderheiten?

4. Bestimmen Sie die 1. höhere Messung und tragen Sie die 1. höhere Messung in die rechte Spalte ein.

5. Bestimmen Sie den Beginn der unfruchtbaren Zeit nach dem Eisprung.

DIE UNFRUCHTBARE ZEIT AM ZYKLUSANFANG

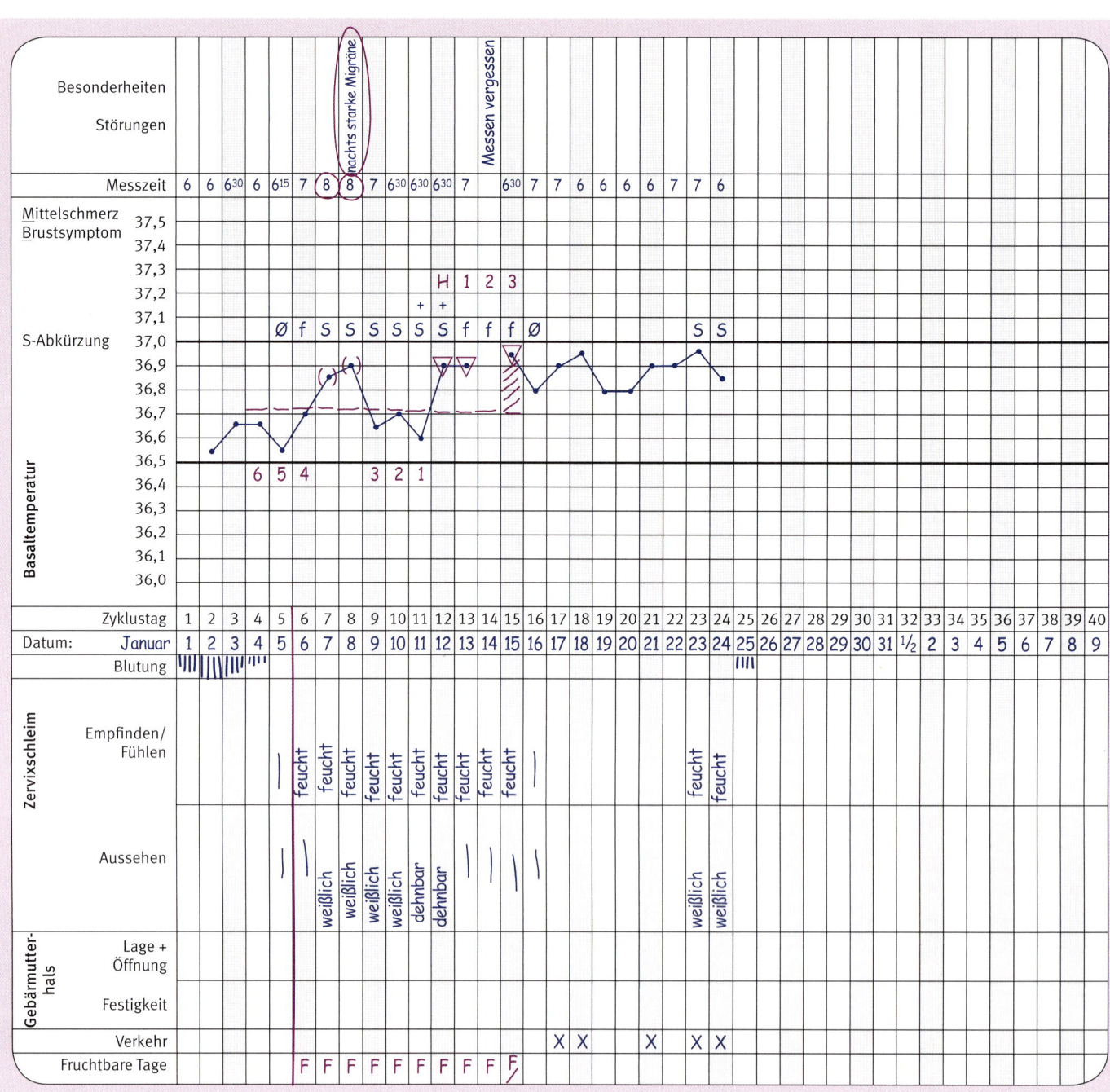

Arbeitsgruppe NFP

Zyklus-Nr: | | 5

Messweise
After ☒
Scheide ☐
Mund ☐

Früheste 1. höhere
Messung aus den
vorangegangenen
Zyklen | 1 | 4 |

minus 8 | / |

1. höhere Messung
in diesem Zyklus | 1 | 2 |

Wollen Sie im
nächsten Zyklus
schwanger werden?

ja ☐
nein ☒
unentschieden ☐

© ✠ **Malteser**

Unfruchtbare Zeit am Zyklusanfang und nach dem Eisprung

(Dem Zyklus in Training 19 a ist eine Temperaturhochlage vorausgegangen.)

1. Die unfruchtbare Zeit am Zyklusanfang wird nach der 5-Tage-Regel in doppelter Kontrolle mit dem Schleimsymptom bestimmt. Der letzte unfruchtbare Tag ist der 5. Zyklustag.

2. Der Höhepunkt des Schleimsymptoms ist am 12. Zyklustag.

3. Die spätere Messzeit am 8. und 9. Tag und die Migräne am 9. Tag haben zu einer Störung der Temperatur geführt. Die beiden Werte sind auszuklammern.

4. Die 1. höhere Messung in diesem Zyklus ist am 12. Zyklustag.

5. Die unfruchtbare Zeit nach dem Eisprung beginnt am Abend des 15. Zyklustages.

99

Training 19b

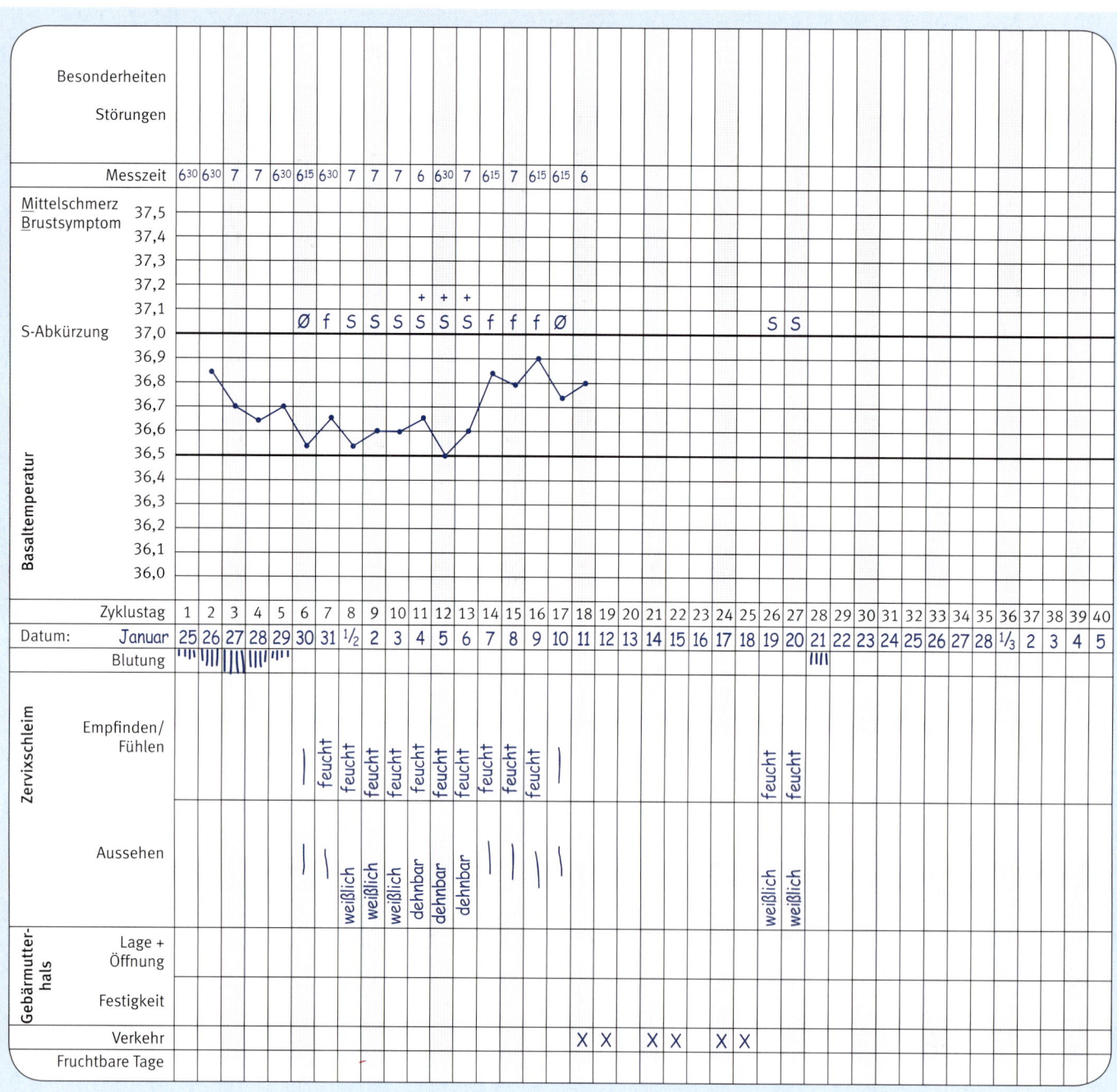

nfp

Arbeitsgruppe NFP

Zyklus-Nr: 6

Messweise After [X]

Scheide [ ]

Mund [ ]

Früheste 1. höhere Messung aus den vorangegangenen Zyklen [ ]

minus 8 [ ]

1. höhere Messung in diesem Zyklus [ ]

Wollen Sie im nächsten Zyklus schwanger werden?

ja [ ]

nein [X]

unentschieden [ ]

© **Malteser**

Unfruchtbare Zeit am Zyklusanfang und nach dem Eisprung

Das ist der folgende (6.) Zyklus von Anette W.

1. Bestimmen Sie den letzten unfruchtbaren Tag am Zyklusanfang und markieren Sie den ersten fruchtbaren Tag mit einem „F".

2. Bestimmen Sie den Höhepunkt des Schleimsymptoms.

3. Störungen und Besonderheiten?

4. Bestimmen Sie die 1. höhere Messung und tragen Sie die 1. höhere Messung in die rechte Spalte ein.

5. Bestimmen Sie den Beginn der unfruchtbaren Zeit nach dem Eisprung.

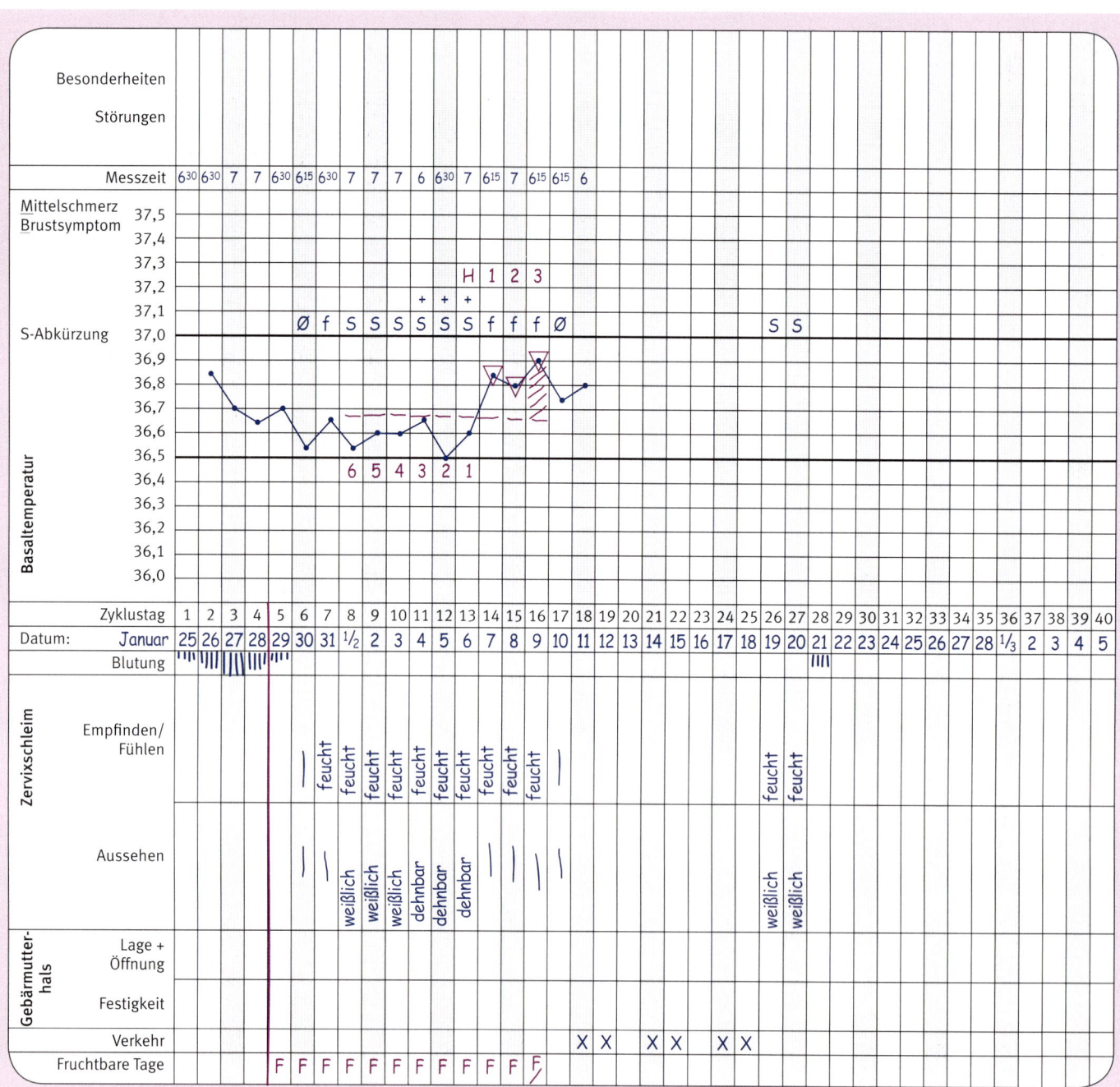

DIE UNFRUCHTBARE ZEIT AM ZYKLUSANFANG

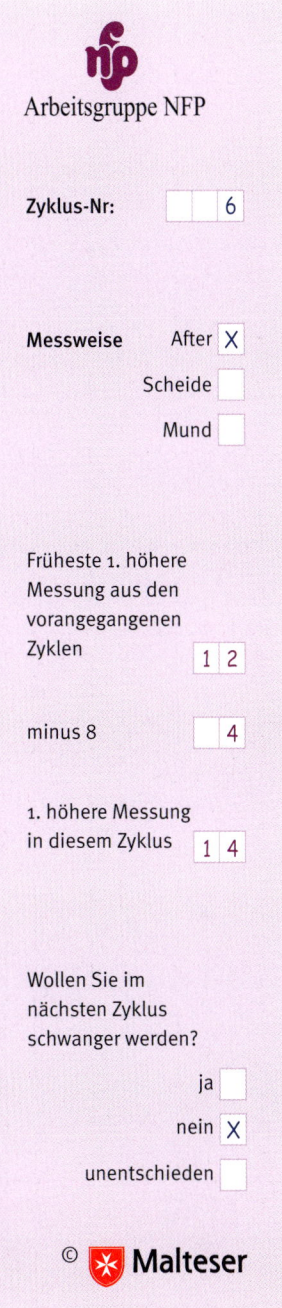

Unfruchtbare Zeit am Zyklusanfang und nach dem Eisprung

1. Da die erste höhere Messung im vorhergehenden Zyklus auf den 12. Zyklustag fiel, wird in diesem Zyklus die unfruchtbare Zeit am Zyklusanfang nicht mehr nach der 5-Tage-Regel, sondern nach der Minus-8-Regel in doppelter Kontrolle mit dem Schleimsymptom bestimmt. Der letzte unfruchtbare Tag ist der 4. Zyklustag.

2. Der Höhepunkt des Schleimsymptoms ist am 13. Zyklustag.

3. Störungen und Besonderheiten wurden nicht beobachtet.

4. Die 1. höhere Messung in diesem Zyklus ist am 14. Zyklustag.

5. Die unfruchtbare Zeit nach dem Eisprung beginnt am Abend des 16. Zyklustages.

Training 20

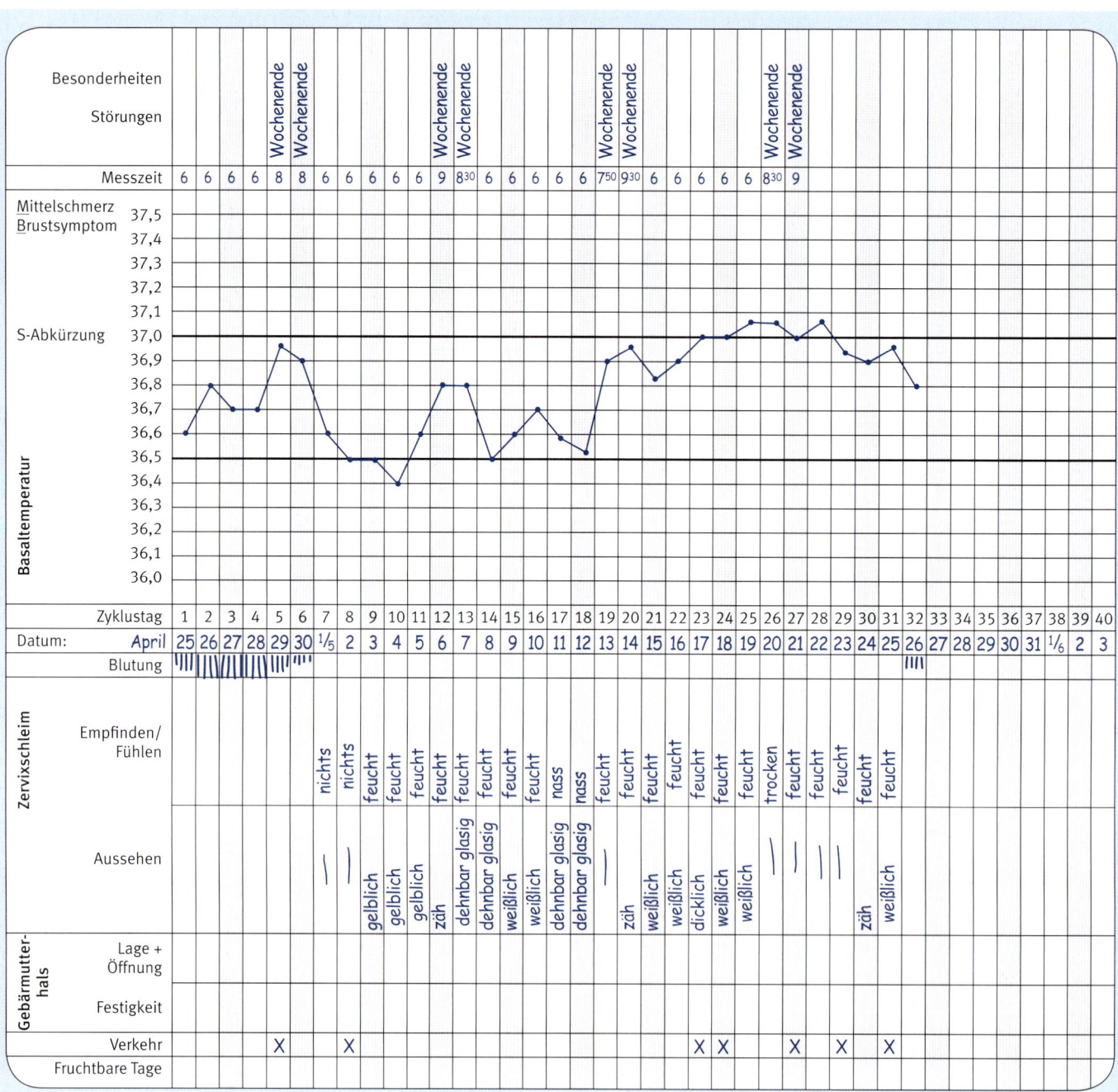

DIE UNFRUCHTBARE ZEIT AM ZYKLUSANFANG

	Zyklustag	1	2	3	4	5	6	7	8	9	10	11	12	13	14	15	16	17	18	19	20	21	22	23	24	25	26	27	28	29	30	31	32	33	34	35	36	37	38	39	40

Messzeit: 6 6 6 6 8 8 6 6 6 6 6 9 8³⁰ 6 6 6 6 6 7⁵⁰ 9³⁰ 6 6 6 6 6 8³⁰ 9

Datum April: 25 26 27 28 29 30 1/5 2 3 4 5 6 7 8 9 10 11 12 13 14 15 16 17 18 19 20 21 22 23 24 25 26 27 28 29 30 31 1/6 2 3

Besonderheiten / Störungen: Wochenende (Zyklustag 5, 6); Wochenende (12, 13); Wochenende (19, 20); Wochenende (26, 27)

Zervixschleim Empfinden/Fühlen: nichts, nichts, feucht, feucht, feucht, feucht, feucht, feucht, feucht, feucht, nass, nass, feucht, feucht, feucht, feucht, feucht, feucht, feucht, trocken, feucht, feucht, feucht, feucht, feucht

Aussehen: gelblich, gelblich, gelblich, zäh, dehnbar glasig, dehnbar glasig, weißlich, weißlich, dehnbar glasig, dehnbar glasig, zäh, weißlich, weißlich, dicklich, weißlich, weißlich, zäh, weißlich

Verkehr: X (Zyklustag 4), X (Zyklustag 7), X X (Zyklustag 23, 24), X (Zyklustag 26), X (Zyklustag 28), X (Zyklustag 30)

nfp

Arbeitsgruppe NFP

Zyklus-Nr: 1 3

Messweise After X

Scheide

Mund

Früheste 1. höhere Messung aus den vorangegangenen Zyklen 1 5

minus 8

1. höhere Messung in diesem Zyklus

Wollen Sie im nächsten Zyklus schwanger werden?

ja

nein X

unentschieden

© Malteser

Unfruchtbare Zeit am Zyklusanfang und nach dem Eisprung

» Marion M., 25-jährige Designerin

(Temperaturhochlage im vorangegangenen Zyklus)

1. Tragen Sie zunächst die Schleimabkürzungen ein und bestimmen Sie den Höhepunkt des Schleimsymptoms.

2. Bestimmen Sie den letzten unfruchtbaren Tag am Zyklusanfang und markieren Sie den ersten fruchtbaren Tag mit einem „F".

3. Störungen und Besonderheiten?

4. Bestimmen Sie die 1. höhere Messung und tragen Sie die 1. höhere Messung in die rechte Spalte ein.

5. Bestimmen Sie den Beginn der unfruchtbaren Zeit nach dem Eisprung.

DIE UNFRUCHTBARE ZEIT AM ZYKLUSANFANG

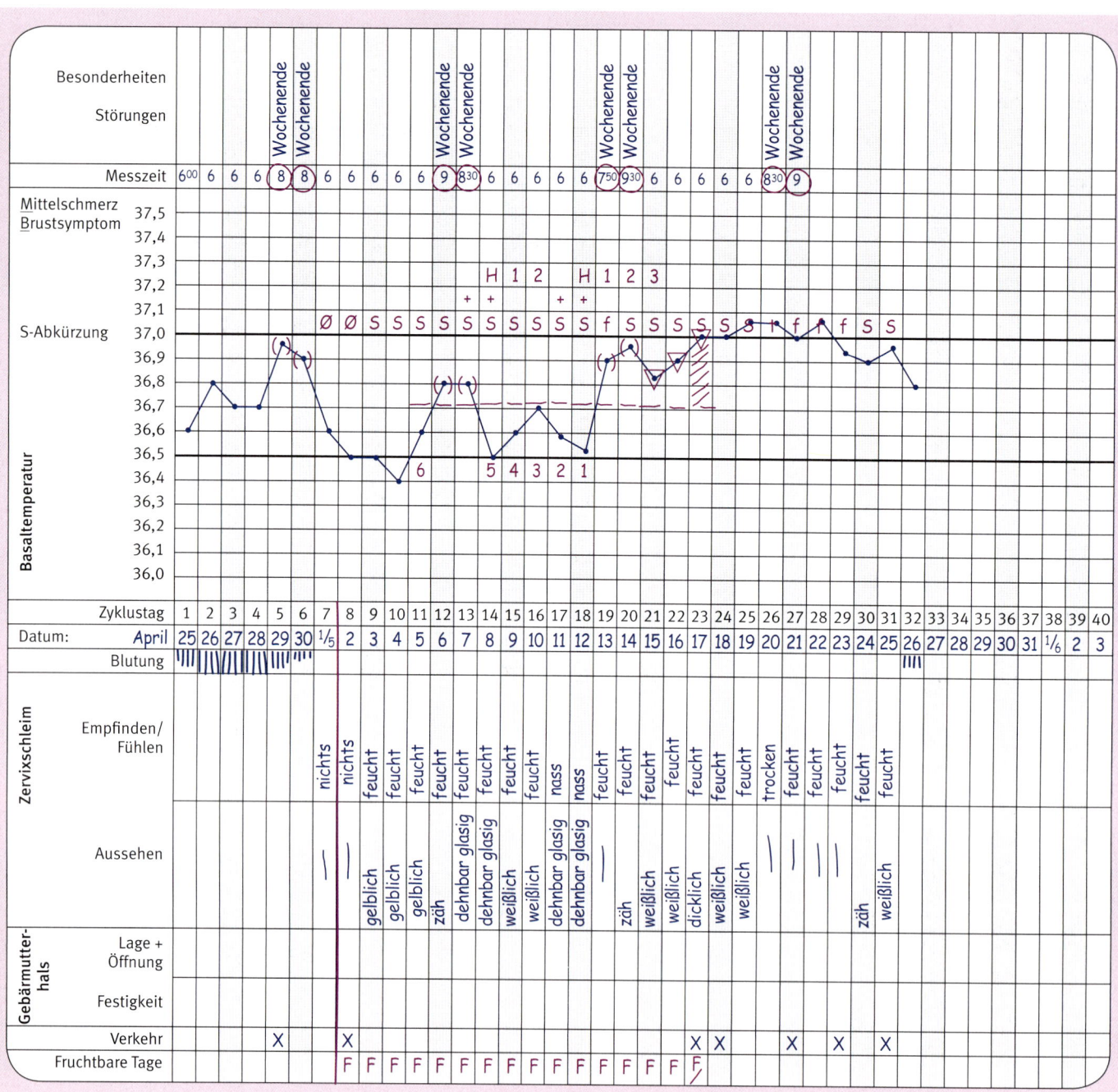

Zyklus-Nr: 1 3

Messweise After X
Scheide
Mund

Früheste 1. höhere
Messung aus den
vorangegangenen
Zyklen 1 5

minus 8 7

1. höhere Messung
in diesem Zyklus 2 1

Wollen Sie im
nächsten Zyklus
schwanger werden?

ja
nein X
unentschieden

© Malteser

Unfruchtbare Zeit am Zyklusanfang und nach dem Eisprung

1. In diesem Zyklus gibt es zwei Höhepunkte des Schleimsymptoms, am 14. und am 18. Zyklustag. Der für die Auswertung entscheidende Höhepunkt ist der 18. Zyklustag.

2. Marion M. beobachtet ihren Körper im 13. Zyklus. Deshalb wird die unfruchtbare Zeit am Zyklusanfang nach der Minus-8-Regel bestimmt. Der letzte unfruchtbare Tag ist der 7. Zyklustag.

3. Marion M. reagiert auf spätere Messzeiten. Deshalb sind auch die Werte am 5., 6., 12., 13., 19. und 20. Zyklustag gestört und müssen ausgeklammert werden. Sie bleiben bei der Auswertung unberücksichtigt. (Die Werte am 26. und 27. Zyklustag sind ohne Relevanz, da die Auswertung abgeschlossen ist.)

4. Die 1. höhere Messung ist am 21. Zyklustag.

5. Die unfruchtbare Zeit nach dem Eisprung beginnt am Abend des 23. Zyklustages.

Anmerkung: Trotz fehlenden Kinderwunsches in diesem Zyklus hat das Paar am ersten fruchtbaren Tag Verkehr.

Training 21

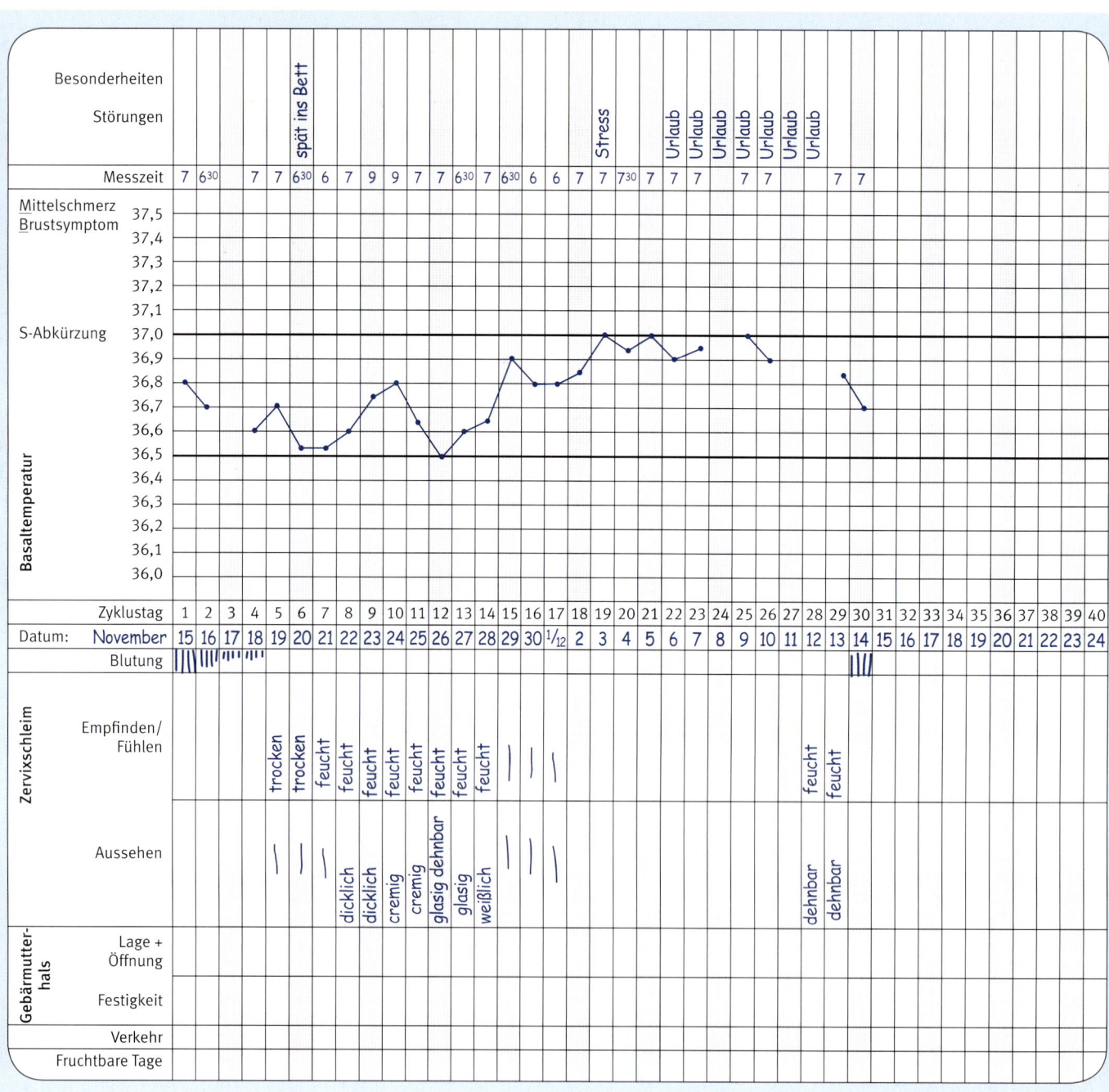

	1	2	3	4	5	6	7	8	9	10	11	12	13	14	15	16	17	18	19	20	21	22	23	24	25	26	27	28	29	30

Besonderheiten / Störungen: spät ins Bett (Zyklustag 5); Stress (Zyklustag 19); Urlaub (Zyklustage 21–27)

Messzeit: 7 | 6³⁰ | | 7 | 7 | 6³⁰ | 6 | 7 | 9 | 9 | 7 | 7 | 6³⁰ | 7 | 6³⁰ | 6 | 6 | 7 | 7 | 7³⁰ | 7 | 7 | 7 | | 7 | 7 | | | 7 | 7

Mittelschmerz / Brustsymptom — S-Abkürzung — Basaltemperatur (36,0–37,5 °C)

Zyklustag: 1 | 2 | 3 | 4 | 5 | 6 | 7 | 8 | 9 | 10 | 11 | 12 | 13 | 14 | 15 | 16 | 17 | 18 | 19 | 20 | 21 | 22 | 23 | 24 | 25 | 26 | 27 | 28 | 29 | 30 | 31 | 32 | 33 | 34 | 35 | 36 | 37 | 38 | 39 | 40

Datum: November 15 | 16 | 17 | 18 | 19 | 20 | 21 | 22 | 23 | 24 | 25 | 26 | 27 | 28 | 29 | 30 | 1/12 | 2 | 3 | 4 | 5 | 6 | 7 | 8 | 9 | 10 | 11 | 12 | 13 | 14 | 15 | 16 | 17 | 18 | 19 | 20 | 21 | 22 | 23 | 24

Blutung: (Zyklustage 1–6), (Zyklustage 29–30)

Zervixschleim

Empfinden/Fühlen: trocken (5), trocken (6), feucht (7), feucht (8), feucht (9), feucht (10), feucht (11), feucht (12), feucht (13), feucht (14); feucht (28), feucht (29)

Aussehen: dicklich (8), dicklich (9), cremig (10), cremig (11), glasig dehnbar (12), glasig (13), weißlich (14); dehnbar (28), dehnbar (29)

Gebärmutterhals: Lage + Öffnung / Festigkeit

Verkehr

Fruchtbare Tage

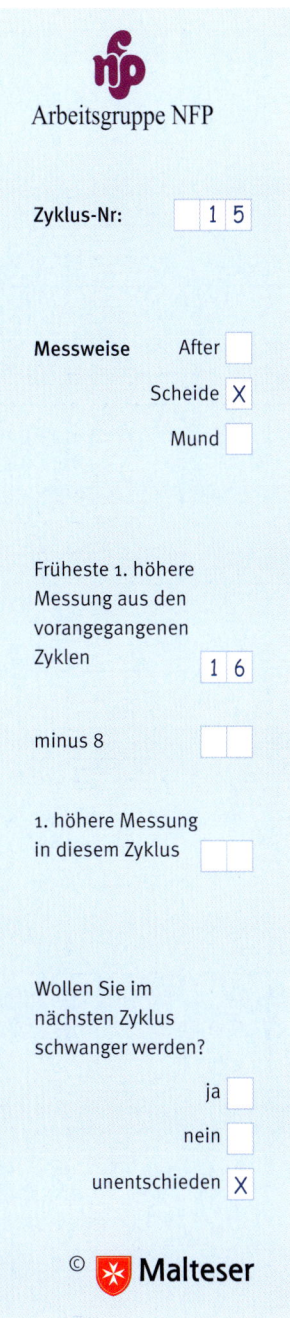

Zyklus-Nr: 1 5

Messweise After ☐
Scheide X
Mund ☐

Früheste 1. höhere
Messung aus den
vorangegangenen
Zyklen 1 6

minus 8 ☐☐

1. höhere Messung
in diesem Zyklus ☐☐

Wollen Sie im
nächsten Zyklus
schwanger werden?
ja ☐
nein ☐
unentschieden X

© Malteser

Unfruchtbare Zeit am Zyklusanfang und nach dem Eisprung

» **Christina O., 29-jährige Grafikerin, wendet seit über einem Jahr NFP an.**

(Temperaturhochlage im vorangegangenen Zyklus)

1. Tragen Sie zunächst die Schleimabkürzungen ein und bestimmen Sie den Höhepunkt des Schleimsymptoms.

2. Bestimmen Sie den letzten unfruchtbaren Tag am Zyklusanfang und markieren Sie den ersten fruchtbaren Tag mit einem „F".

3. Störungen und Besonderheiten?

4. Bestimmen Sie die 1. höhere Messung und tragen Sie die 1. höhere Messung in die rechte Spalte ein.

5. Bestimmen Sie den Beginn der unfruchtbaren Zeit nach dem Eisprung.

DIE UNFRUCHTBARE ZEIT AM ZYKLUSANFANG

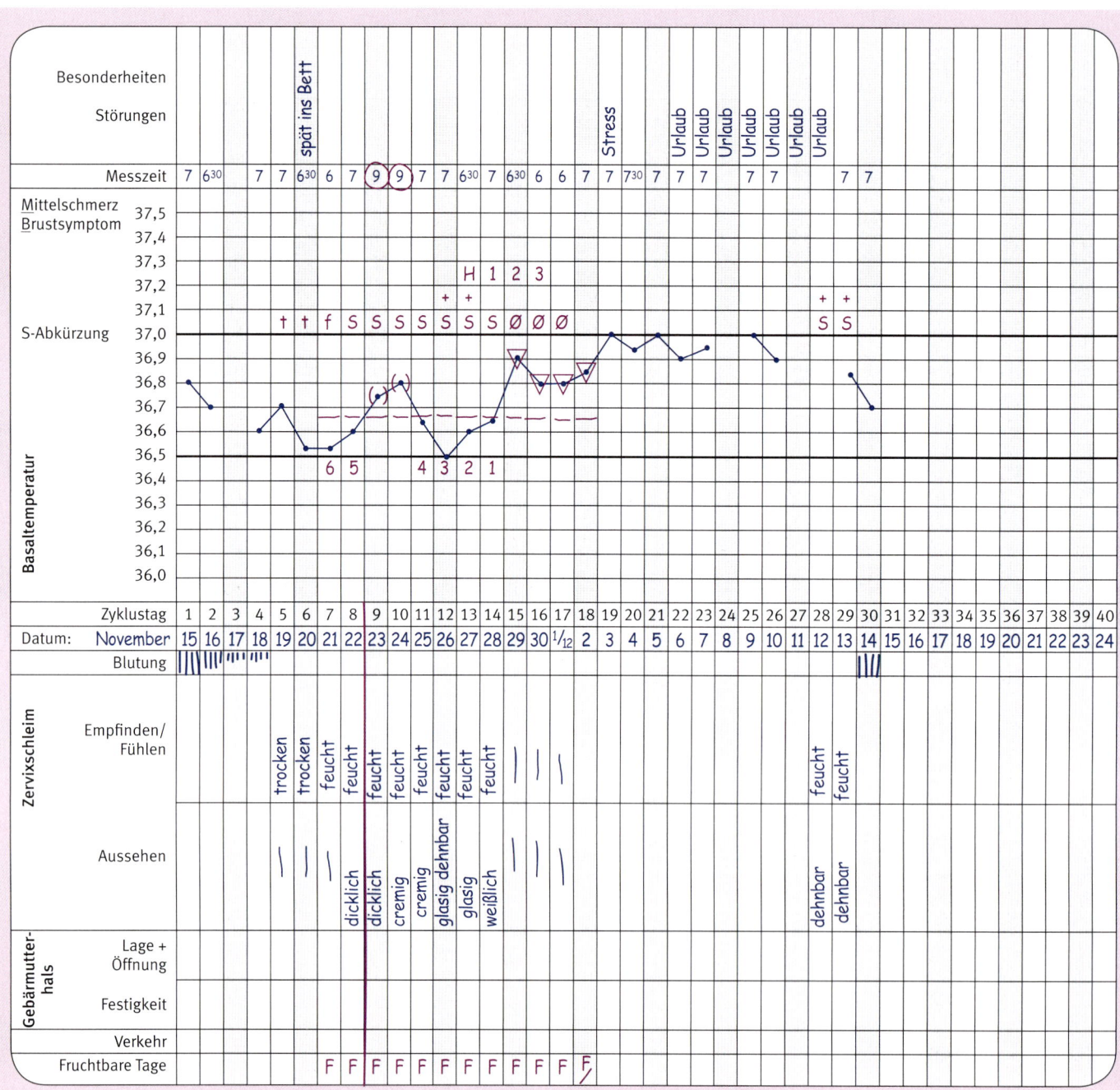

Zyklus-Nr: 1 5

Messweise
After
Scheide X
Mund

Früheste 1. höhere Messung aus den vorangegangenen Zyklen 1 6

minus 8 8

1. höhere Messung in diesem Zyklus 1 5

Wollen Sie im nächsten Zyklus schwanger werden?

ja
nein
unentschieden X

Arbeitsgruppe NFP

© Malteser

Unfruchtbare Zeit am Zyklusanfang und nach dem Eisprung

1. Der Höhepunkt des Schleimsymptoms ist am 13. Zyklustag.

2. Die unfruchtbare Zeit am Zyklusanfang wird nach der Minus-8-Regel in doppelter Kontrolle mit dem Zervixschleim bestimmt. Der letzte unfruchtbare Tag am Zyklusanfang ist der 6. Zyklustag.

3. Das späte Zubettgehen bewirkt keine Temperaturerhöhung, aber die spätere Messzeit am 9. und 10. Zyklustag. Deshalb werden diese Werte bei der Auswertung nicht berücksichtigt.

4. Die 1. höhere Messung ist der 15. Zyklustag. Damit verlagert sich die früheste 1. höhere Messung um einen Tag nach vorne.

5. Die unfruchtbare Zeit nach dem Eisprung beginnt am Abend des 18. Zyklustages.

Hinweis: Die Temperatur wird nach der 1. Ausnahmeregel ausgewertet.

Training 22a

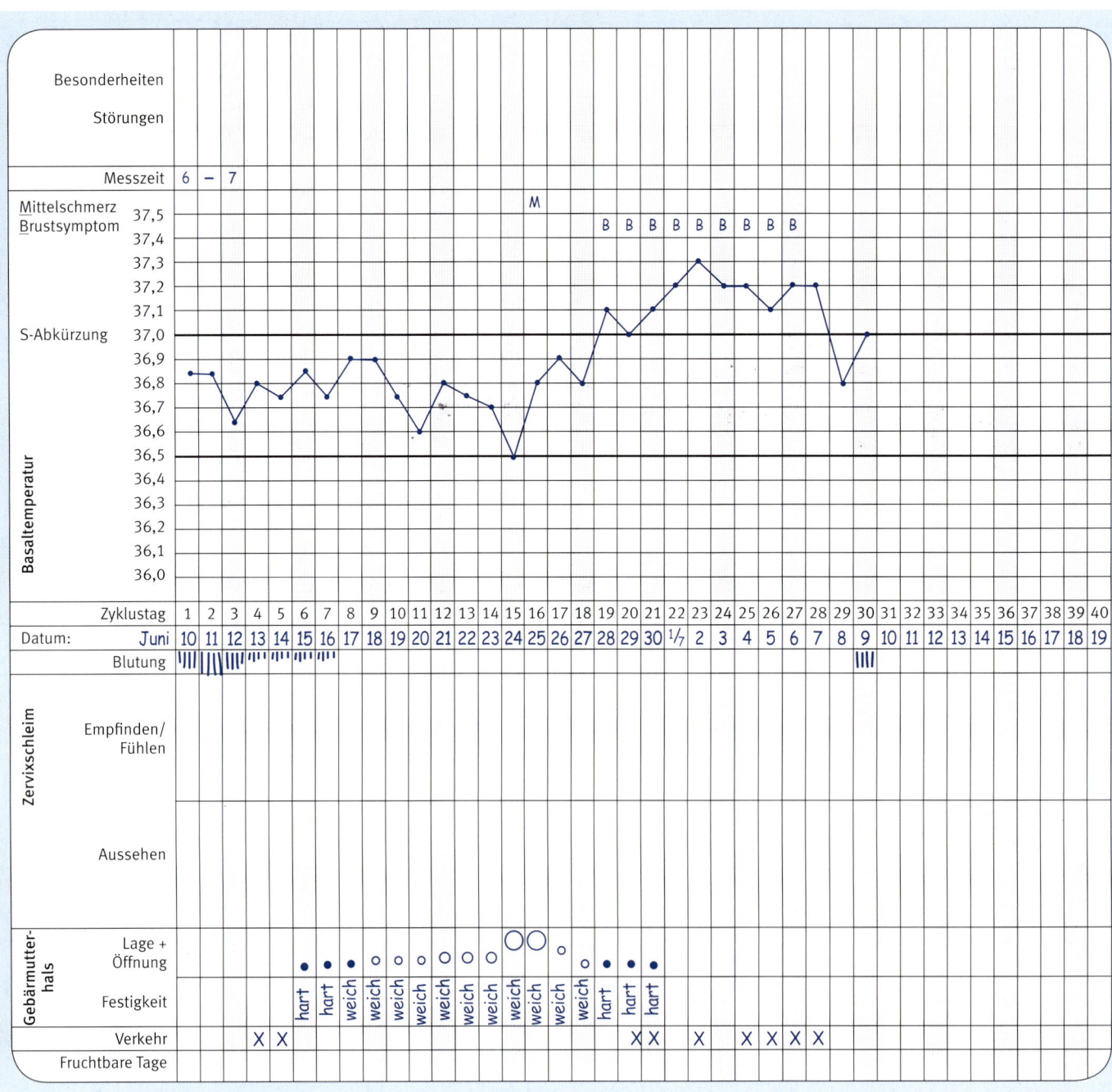

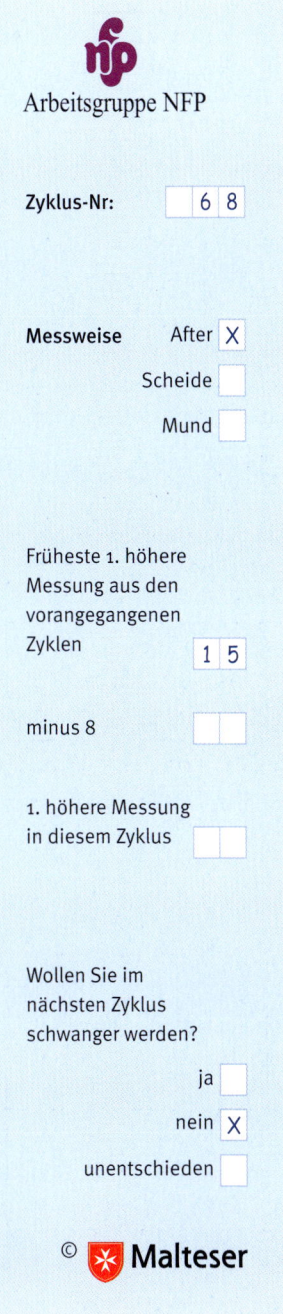

Arbeitsgruppe NFP

Zyklus-Nr: 6 8

Messweise After X
Scheide
Mund

Früheste 1. höhere Messung aus den vorangegangenen Zyklen 1 5

minus 8

1. höhere Messung in diesem Zyklus

Wollen Sie im nächsten Zyklus schwanger werden?

ja
nein X
unentschieden

© **Malteser**

Unfruchtbare Zeit am Zyklusanfang und nach dem Eisprung

>> Renate Sch., Lektorin, 41 Jahre, wendet seit einigen Jahren NFP an. Da sie immer eine lange Blutung hat und nur sehr wenig Zervixschleim beobachten kann, bestimmt sie Anfang und Ende der fruchtbaren Zeit mithilfe des Gebärmutterhalses.

(Temperatur im vorangegangenen Zyklus nicht gemessen)
(Training 22 a und 22 b sind zwei aufeinanderfolgende Zyklen von Renate Sch.)

1. Bestimmen Sie den letzten unfruchtbaren Tag am Zyklusanfang und markieren Sie den ersten fruchtbaren Tag mit einem „F".

2. Störungen und Besonderheiten?

3. Bestimmen Sie die 1. höhere Messung und tragen Sie die 1. höhere Messung in die rechte Spalte ein.

4. Bestimmen Sie den Beginn der unfruchtbaren Zeit nach dem Eisprung.

DIE UNFRUCHTBARE ZEIT AM ZYKLUSANFANG

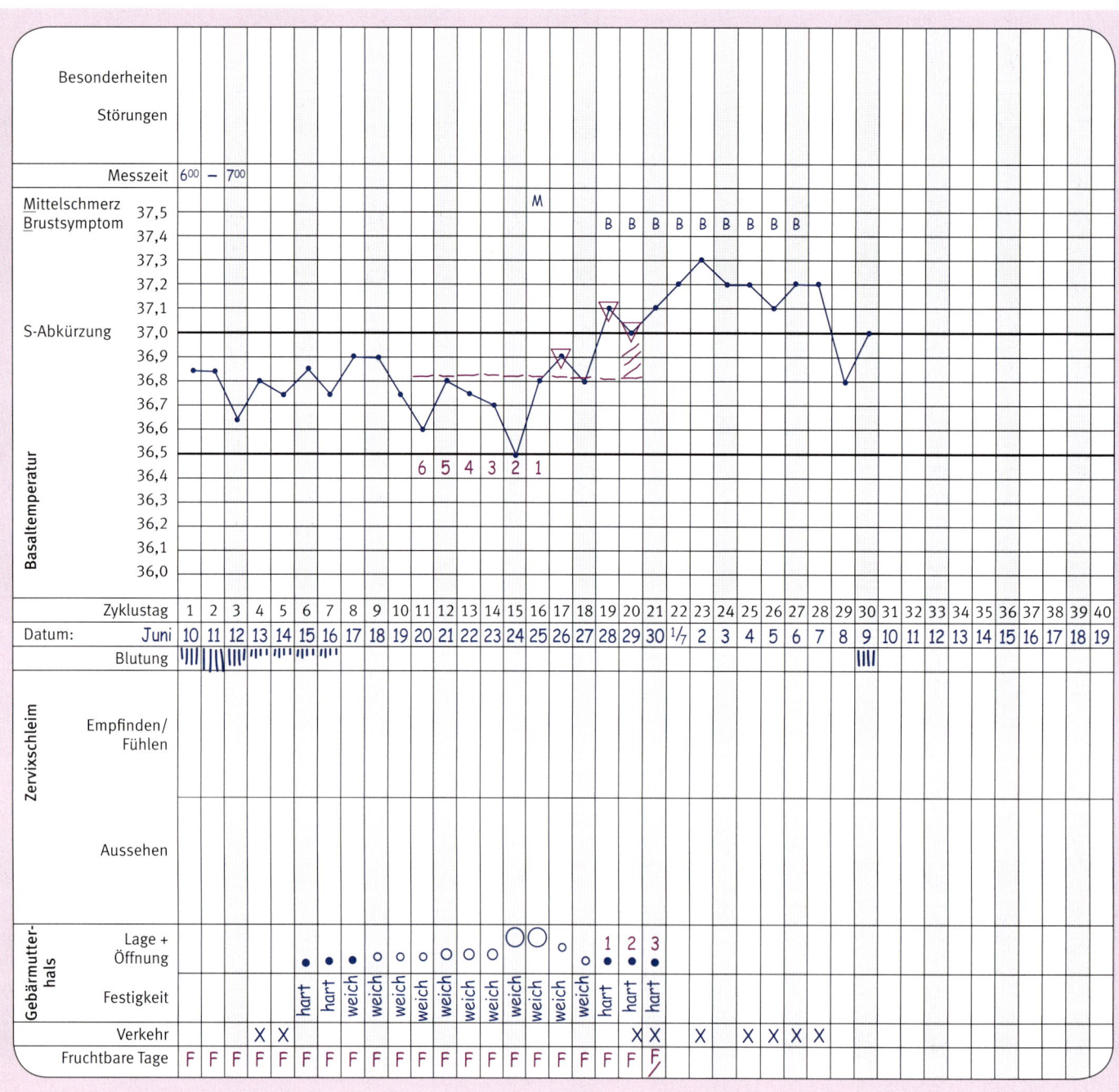

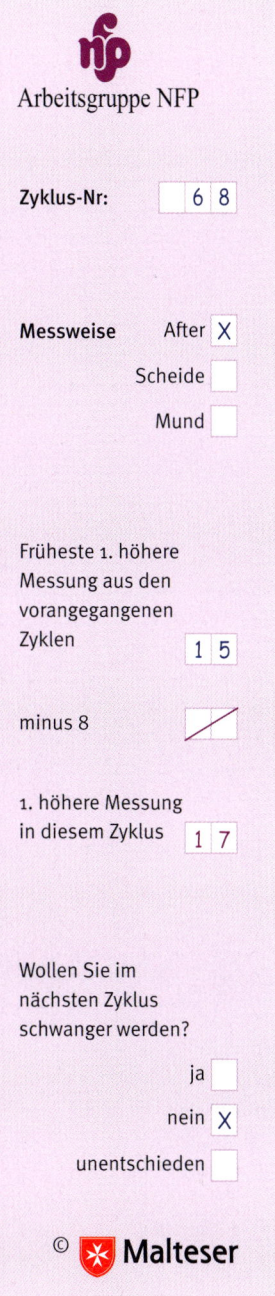

Arbeitsgruppe NFP

Zyklus-Nr: 6 8

Messweise After X
Scheide
Mund

Früheste 1. höhere
Messung aus den
vorangegangenen
Zyklen 1 5

minus 8

1. höhere Messung
in diesem Zyklus 1 7

Wollen Sie im
nächsten Zyklus
schwanger werden?

ja
nein X
unentschieden

© Malteser

Unfruchtbare Zeit am Zyklusanfang und nach dem Eisprung

1. Da Renate Sch. im letzten Zyklus keine Temperatur gemessen hat, kann sie am Zyklusanfang keine unfruchtbaren Tage annehmen.

2. Störungen und Besonderheiten wurden nicht beobachtet.

3. Die 1. höhere Messung ist der 17. Zyklustag.

4. Die unfruchtbare Zeit nach dem Eisprung wird in doppelter Kontrolle mit dem Gebärmutterhals bestimmt und beginnt am Abend des 21. Zyklustages.

Hinweis: Die Temperatur wird nach der 2. Ausnahmeregel ausgewertet.
Anmerkung: Obwohl in diesem Zyklus kein Kinderwunsch besteht, hat das Paar in der fruchtbaren Zeit Verkehr (4., 5., 20. Zyklustag).

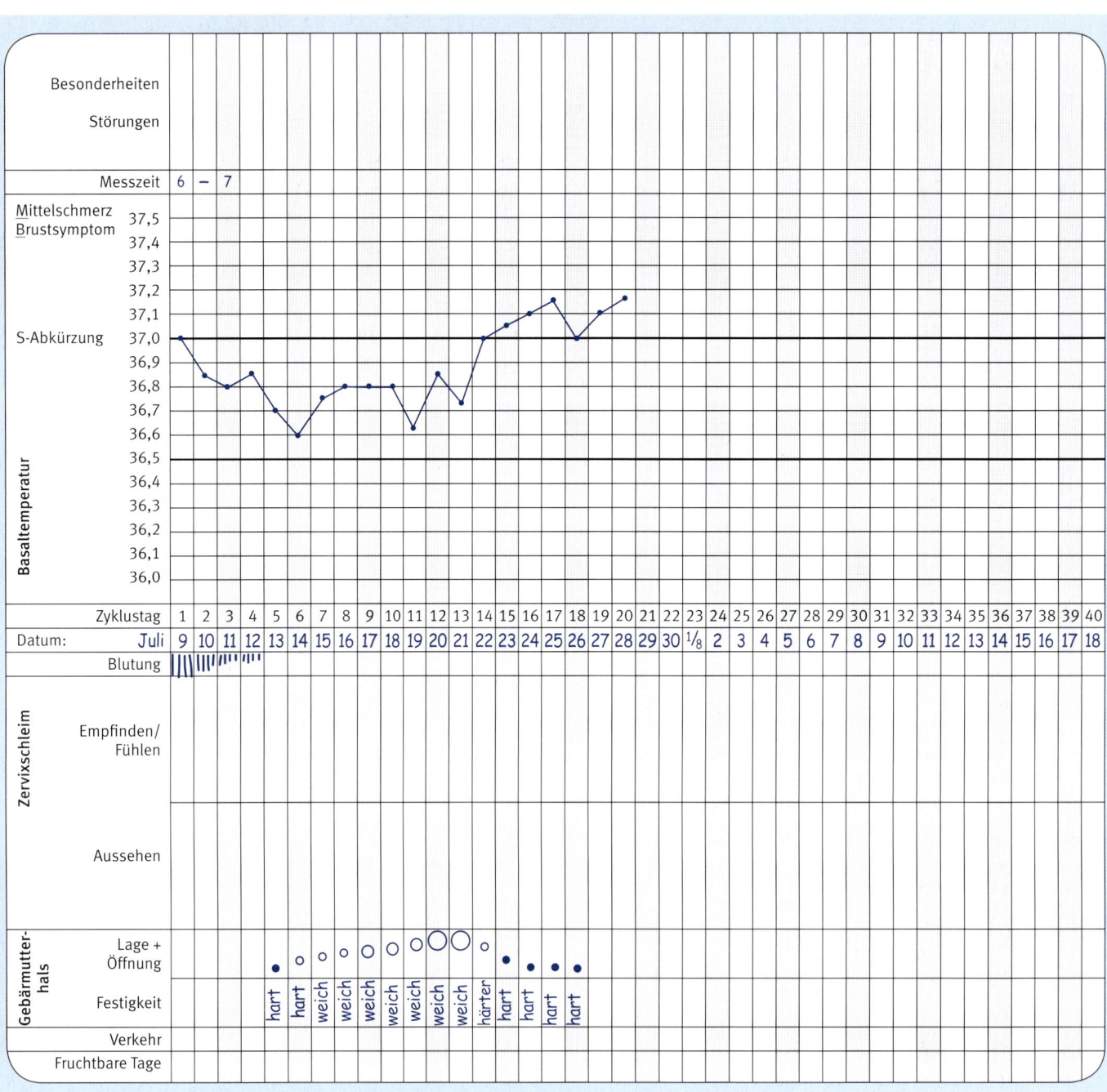

Training 22b

		1	2	3	4	5	6	7	8	9	10	11	12	13	14	15	16	17	18	19	20	21	22	23	24	25	26	27	28	29	30	31	32	33	34	35	36	37	38	39	40

Besonderheiten

Störungen

Messzeit 6 – 7

Mittelschmerz / Brustsymptom

S-Abkürzung

Basaltemperatur: 37,5 · 37,4 · 37,3 · 37,2 · 37,1 · 37,0 · 36,9 · 36,8 · 36,7 · 36,6 · 36,5 · 36,4 · 36,3 · 36,2 · 36,1 · 36,0

Zyklustag: 1–40

Datum: Juli 9 10 11 12 13 14 15 16 17 18 19 20 21 22 23 24 25 26 27 28 29 30 1/8 2 3 4 5 6 7 8 9 10 11 12 13 14 15 16 17 18

Blutung

Zervixschleim — Empfinden/Fühlen

Zervixschleim — Aussehen

Gebärmutterhals — Lage + Öffnung

Festigkeit: hart hart weich weich weich weich weich weich weich härter hart hart hart hart

Verkehr

Fruchtbare Tage

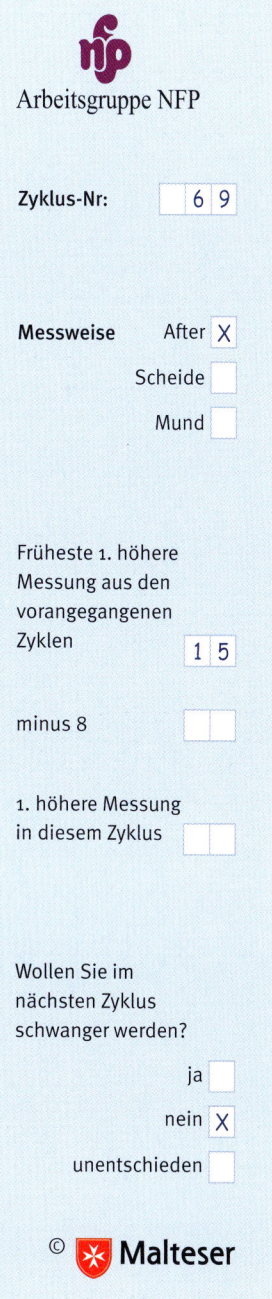

Zyklus-Nr: 6 9

Messweise
After X
Scheide ☐
Mund ☐

Früheste 1. höhere
Messung aus den
vorangegangenen
Zyklen 1 5

minus 8 ☐☐

1. höhere Messung
in diesem Zyklus ☐☐

Wollen Sie im
nächsten Zyklus
schwanger werden?
ja ☐
nein X
unentschieden ☐

© Malteser

Unfruchtbare Zeit am Zyklusanfang und nach dem Eisprung

» Dies ist der folgende (69.) Zyklus von Renate Sch.

1. Bestimmen Sie den letzten unfruchtbaren Tag am Zyklusanfang und markieren Sie den ersten fruchtbaren Tag mit einem „F".

2. Störungen und Besonderheiten?

3. Bestimmen Sie die 1. höhere Messung und tragen Sie die 1. höhere Messung in die rechte Spalte ein.

4. Bestimmen Sie den Beginn der unfruchtbaren Zeit nach dem Eisprung.

DIE UNFRUCHTBARE ZEIT AM ZYKLUSANFANG

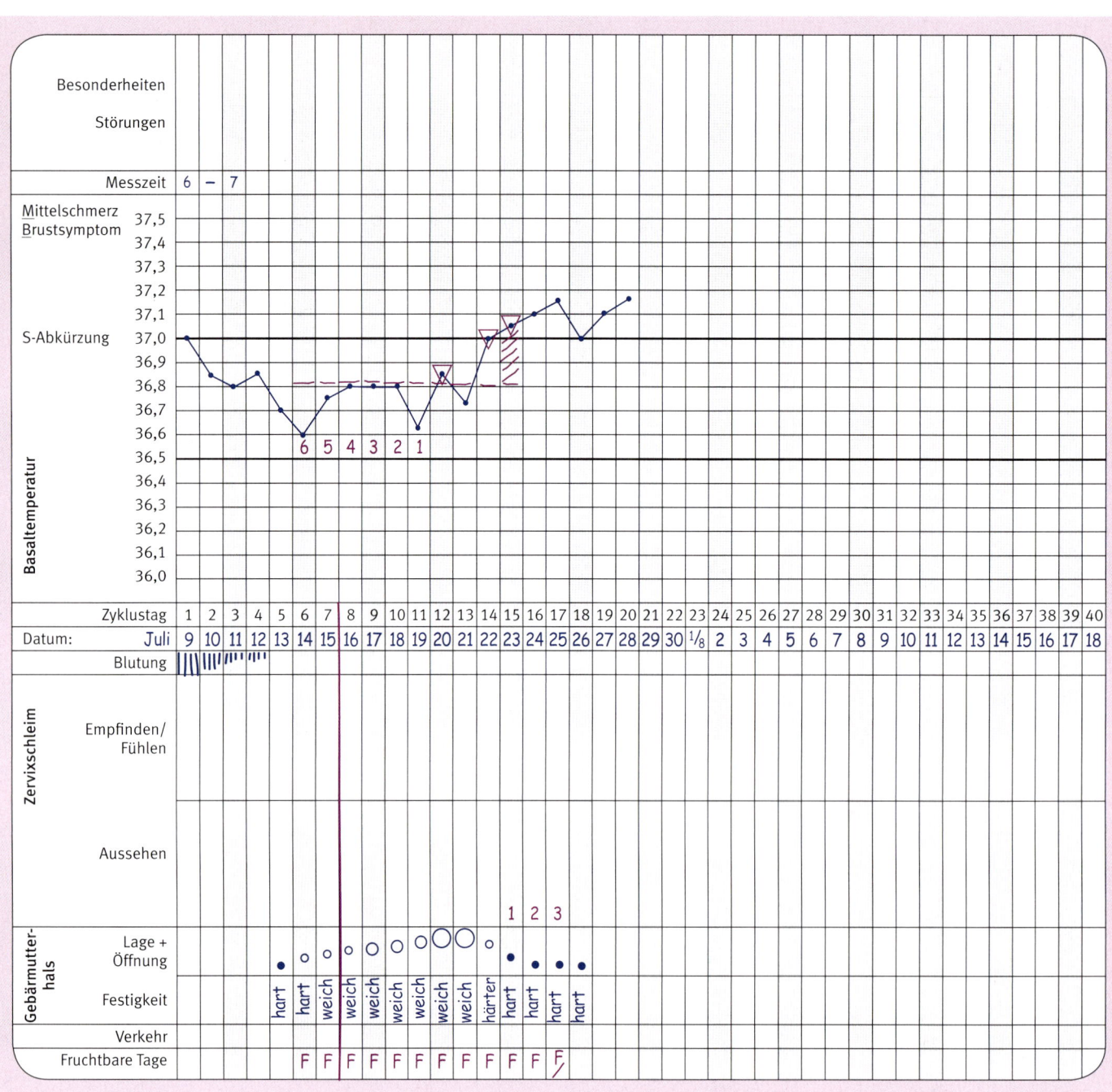

	Besonderheiten Störungen																																								

Messzeit: 6 – 7

Basaltemperatur / Mittelschmerz / Brustsymptom / S-Abkürzung

37,5 37,4 37,3 37,2 37,1 37,0 36,9 36,8 36,7 36,6 36,5 36,4 36,3 36,2 36,1 36,0

(Abkühlungszahlen: 6 5 4 3 2 1)

Zyklustag	1	2	3	4	5	6	7	8	9	10	11	12	13	14	15	16	17	18	19	20	21	22	23	24	25	26	27	28	29	30	31	32	33	34	35	36	37	38	39	40
Datum: Juli	9	10	11	12	13	14	15	16	17	18	19	20	21	22	23	24	25	26	27	28	29	30	1/8	2	3	4	5	6	7	8	9	10	11	12	13	14	15	16	17	18
Blutung	‖	‖	‖	‖	‖	‖																																		

Zervixschleim

Empfinden/Fühlen

Aussehen

Gebärmutterhals

Lage + Öffnung (1 2 3 – CZ 14/15/16)

Festigkeit						hart	hart	weich	weich	weich	weich	weich	weich	härter	hart	hart	hart	hart		

Verkehr

Fruchtbare Tage						F	F	F	F	F	F	F	F	F	F	F	F	F̸		

118

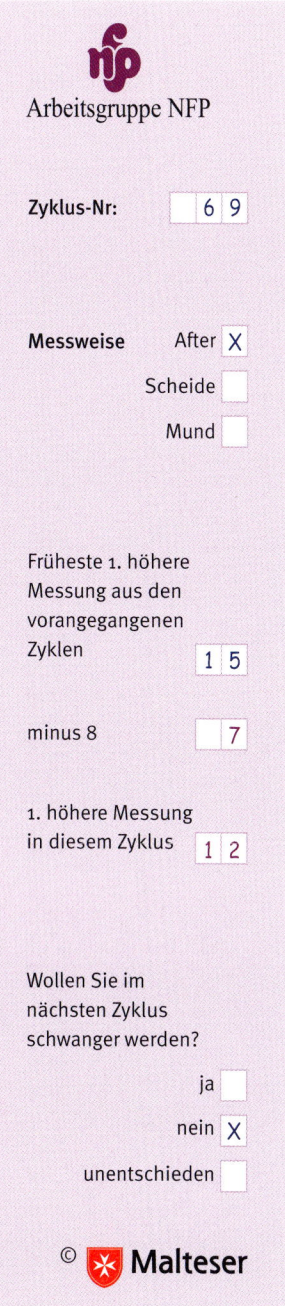

Unfruchtbare Zeit am Zyklusanfang und nach dem Eisprung

1. Die unfruchtbare Zeit am Zyklusanfang wird nach der Minus-8-Regel in doppelter Kontrolle mit dem Gebärmutterhals bestimmt. Der letzte unfruchtbare Tag ist der 5. Zyklustag.

2. Störungen und Besonderheiten wurden nicht beobachtet.

3. Die erste höhere Messung ist der 12. Zyklustag. Damit verlagert sich die erste höhere Messung um drei Tage nach vorne.

4. Die unfruchtbare Zeit nach dem Eisprung beginnt am Abend des 17. Zyklustags.

Hinweis: Die Temperatur wird nach der 2. Ausnahmeregel ausgewertet.

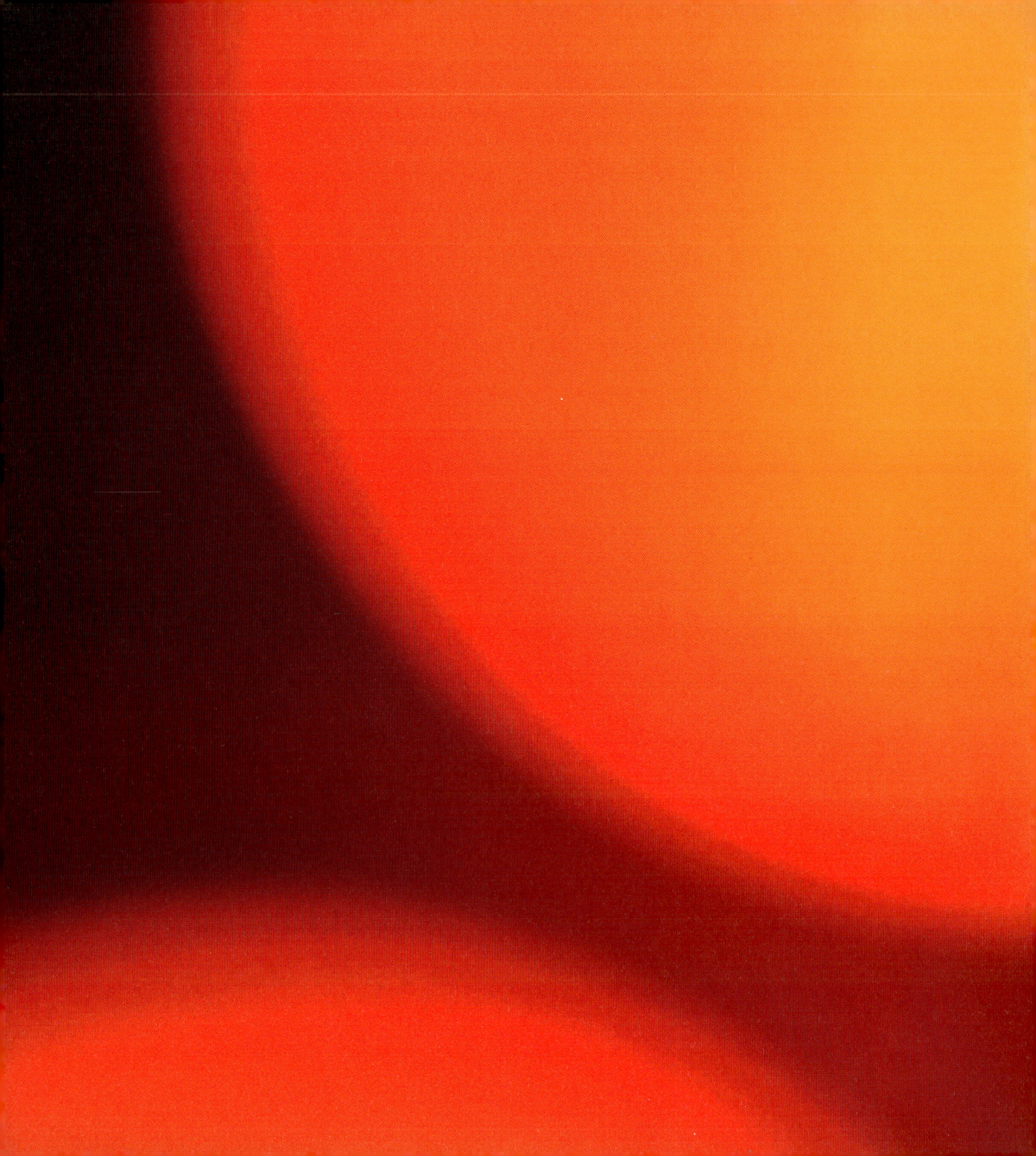

4

Zyklusformen & besondere Lebensphasen

Die NFP ist eine Form der Familienplanung, die eine Frau über die gesamten fruchtbaren Jahre anwenden kann bis in die Wechseljahre hinein. Dieses Kapitel enthält deshalb eine Fülle von Zyklusbeispielen für die verschiedenen Lebensphasen mit kurzen Erläuterungen sowie einige Beispiele zu den Veränderungen, die in diesen Phasen im Zyklus beobachtet werden können.

Kapitel 4

Zyklusformen

Noch heute glauben viele Menschen, dass ein normaler Zyklus 28 Tage lang ist. Doch bei den meisten Frauen schwanken die Zykluslängen um einige Tage. Zyklen zwischen 25 bis 35 Tagen Länge gelten als regelmäßig, wobei jede Frau in der Regel ihr eigenes typisches Muster zeigt.

Für die Länge und Schwankungsbreite des Zyklus ist in erster Linie die erste Zyklusphase, die Phase der Eibläschenreifung, verantwortlich. In langen Zyklen dauert sie entsprechend länger, und der Eisprung findet später statt als in kurzen Zyklen.

Zyklen mit verkürzter Gelbkörperphase

Normalerweise ist die zweite Zyklusphase (Gelbkörperphase) stabil und hat eine Temperaturhochlage von 10 bis 16 Tagen. Wenn diese Zeit kürzer als zehn Tage ist, spricht man von einer verkürzten Gelbkörperphase. In derartigen Zyklen ist die Wahrscheinlichkeit, schwanger zu werden, herabgesetzt, weil die Gelbkörperphase nicht lang genug dauert, damit sich die befruchtete Eizelle in die Gebärmutterschleimhaut einnisten kann.

Monophasische Zyklen

Zyklen, in denen kein Eisprung stattfindet und demzufolge auch keine Temperaturhochlage auftritt, nennt man monophasische Zyklen. Da man bei Blutungen ohne vorausgegangene Temperaturhochlage nie mit Sicherheit ausschließen kann, dass es sich dabei nicht doch um eine Eisprungblutung nach verlängerter Eireifungsphase handelt, dürfen am Anfang des nächsten Zyklus keine unfruchtbaren Tage angenommen werden. Die fruchtbare Zeit dauert so lange an, bis ein Temperaturanstieg in doppelter Kontrolle mit dem Schleimsymptom bestimmt werden kann.

Die Zyklusformen stehen in engem Zusammenhang mit dem natürlichen Lebens- und Reifungsprozess der Frau. Sehr unregelmäßige Zykluslängen, Zyklen mit verkürzter Gelbkörperphase und monophasische Zyklen treten gehäuft in Phasen hormoneller Umstellung auf, also bei jungen Mädchen in den ersten Jahren nach Einsetzen der Regelblutung (Menarche), nach einer Schwangerschaft, in der Stillzeit, mit Beginn der Wechseljahre und z.B. nach Absetzen der Pille. Die verschiedenen Zyklusformen können auch ansonsten bei normal fruchtbaren Frauen gelegentlich vorkommen. Treten bei Frauen mit Kinderwunsch solche Zyklusformen gehäuft auf, dauert es in der Regel länger, bis eine Schwangerschaft eintritt.

Besondere Lebensphasen

Kinderwunsch

Die größte Wahrscheinlichkeit, schwanger zu werden, ist gegeben

- an den Tagen mit Zervixschleim der besten Qualität und an den Tagen unmittelbar danach bis einschließlich zum Tag der ersten höheren Messung,
- an den Tagen mit weitem, weichem und hoch stehendem Gebärmutterhals,
- an den Tagen mit Mittelschmerz oder Zwischenblutung.

Feststellen einer Schwangerschaft

Eine Schwangerschaft liegt sehr wahrscheinlich vor, wenn die Temperaturhochlage mehr als 18 Tage beträgt und keine Blutung eingetreten ist.

Berechnung des voraussichtlichen Geburtstermins:

Datum der 1. höheren Messung minus 7 Tage minus 3 Monate plus 1 Jahr ergibt den errechneten Geburtstermin.

Beispiel:
Erste höhere Messung 13.7.2008 - 7 Tage = 6.7.2008 – 3 Monate = 6.4.2008 + 1 Jahr = 6.4.2009 Geburtstermin

Nach der Entbindung und in der Stillzeit[1]

Nach der Entbindung und in der Stillzeit liefert die Körperbeobachtung viele Informationen über die Rückkehr der Fruchtbarkeit und die Notwendigkeit von Empfängnisregelung.

- Bis zum Auftreten der ersten Hochlage gelten in der Stillzeit Sonderregeln, die im Leitfaden „Natürlich und sicher" im Kapitel „Stillen" ausführlich dargestellt sind.

- Für die Auswertung der ersten Temperaturhochlage nach der Entbindung wird eine zusätzliche höhere Messung benötigt, die auch über der Hilfslinie liegen muss, um in doppelter Kontrolle das Ende der fruchtbaren Zeit bestimmen zu können.

Wechseljahre[2]

Die NFP ist ein guter Begleiter durch die Wechseljahre, eröffnet sie doch der Frau die Chance, mehr über das Nachlassen der Fruchtbarkeit zu erfahren und das Wissen für die Empfängnisregelung zu nutzen.

Für diese Phase gibt es einige Sonderregeln, die im Leitfaden „Natürlich und sicher" im Kapitel „Wechseljahre" ausführlich besprochen sind.

Nach Absetzen der Pille[3]

Nach Absetzen der Pille können die Frauen mit Hilfe von Schleim und Temperatur erkennen, wann wieder ein Eisprung auftritt und beobachten, wie der Zyklus sich normalisiert.

- Für den 1. Zyklus nach Absetzen der Pille gilt, dass die ersten 5 Tage in doppelter Kontrolle unfruchtbar sind.
- Für die Auswertung der Temperaturhochlage im ersten Zyklus wird eine zusätzliche höhere Messung benötigt, die ebenfalls über der Hilfslinie liegen muss, um in doppelter Kontrolle das Ende der fruchtbaren Zeit bestimmen zu können.

---

1 Ein Kompendium mit Zyklusbeispielen für die Stillzeit kann bei der Arbeitsgruppe NFP angefordert werden.

2 Auch für die Wechseljahre ist ein Kompendium mit Zyklusbeispielen erhältlich.

3 Ebenso Zyklusverläufe nach Absetzen der Pille.

ZYKLUSFORMEN & BESONDERE LEBENSPHASEN

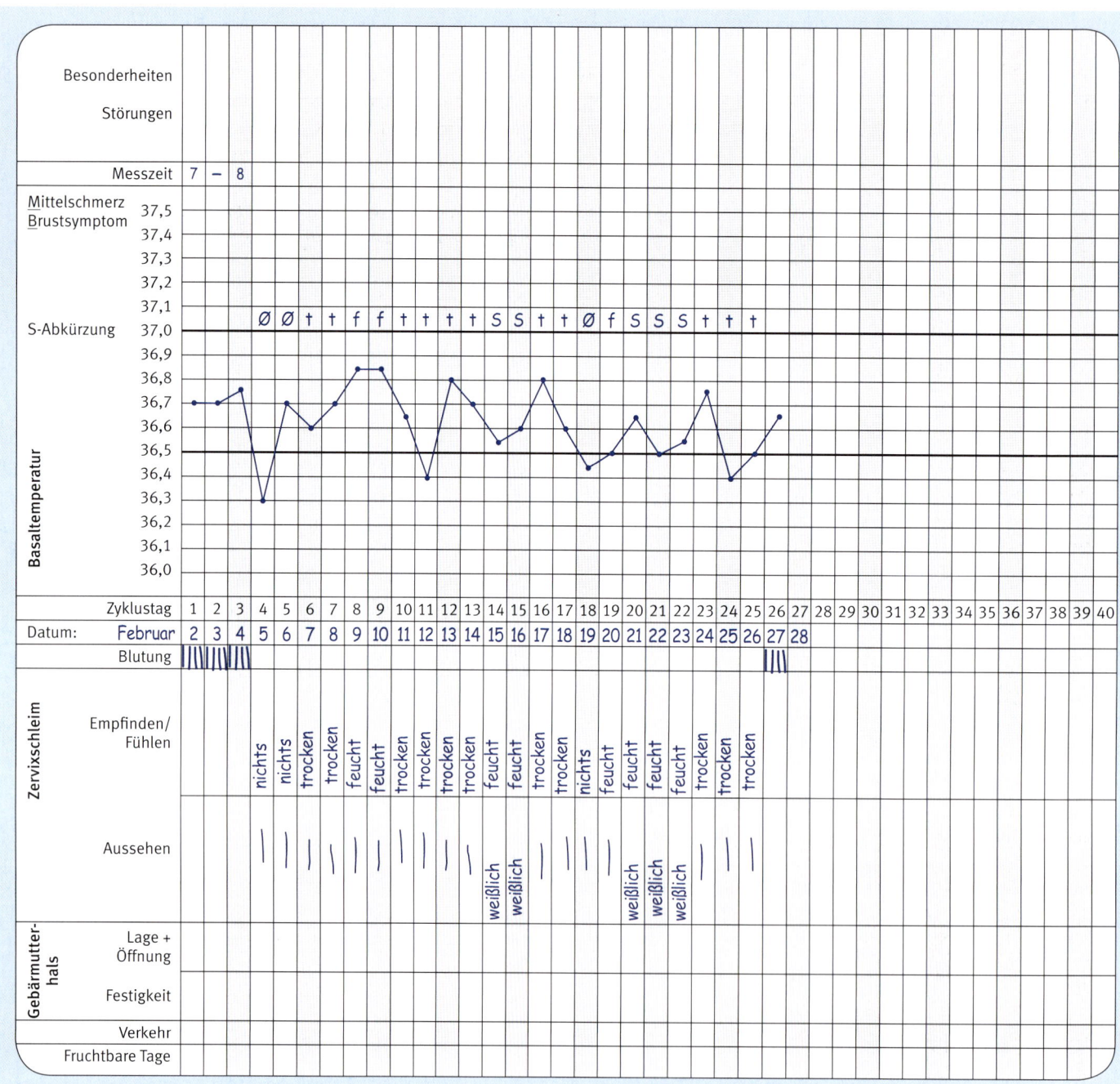

		1	2	3	4	5	6	7	8	9	10	11	12	13	14	15	16	17	18	19	20	21	22	23	24	25	26
Besonderheiten																											
Störungen																											
Messzeit	7 – 8																										

Mittelschmerz / Brustsymptom

S-Abkürzung: Ø Ø † † f f † † † † S S † † Ø f S S S † †

Basaltemperatur (37,5 – 36,0)

Zyklustag	1	2	3	4	5	6	7	8	9	10	11	12	13	14	15	16	17	18	19	20	21	22	23	24	25	26	27	28
Datum: Februar	2	3	4	5	6	7	8	9	10	11	12	13	14	15	16	17	18	19	20	21	22	23	24	25	26	27	28	

Zervixschleim – Empfinden/Fühlen:
nichts, nichts, trocken, trocken, feucht, feucht, trocken, trocken, trocken, trocken, feucht, feucht, trocken, trocken, nichts, feucht, feucht, feucht, feucht, trocken, trocken, trocken

Aussehen: weißlich (an mehreren Tagen)

Gebärmutterhals – Lage + Öffnung / Festigkeit

Verkehr

Fruchtbare Tage

Arbeitsgruppe NFP

Zyklus-Nr: 5

Messweise After X
Scheide ☐
Mund ☐

Früheste 1. höhere
Messung aus den
vorangegangenen
Zyklen   2 2

minus 8

1. höhere Messung
in diesem Zyklus

Wollen Sie im
nächsten Zyklus
schwanger werden?

ja ☐
nein ☐
unentschieden ☐

© **Malteser**

Monophasischer Zyklus

» Tanja Sch., 15-jährige Gymnasiastin, lernt die Selbstbeobachtung, um besser über ihren Körper Bescheid zu wissen.

(Temperaturhochlage im vorangegangenen Zyklus)

1. Bestimmen Sie Anfang und Ende der fruchtbaren Zeit und markieren Sie diese Phase mit „F".

2. Störungen und Besonderheiten?

3. Was fällt auf?

ZYKLUSFORMEN & BESONDERE LEBENSPHASEN

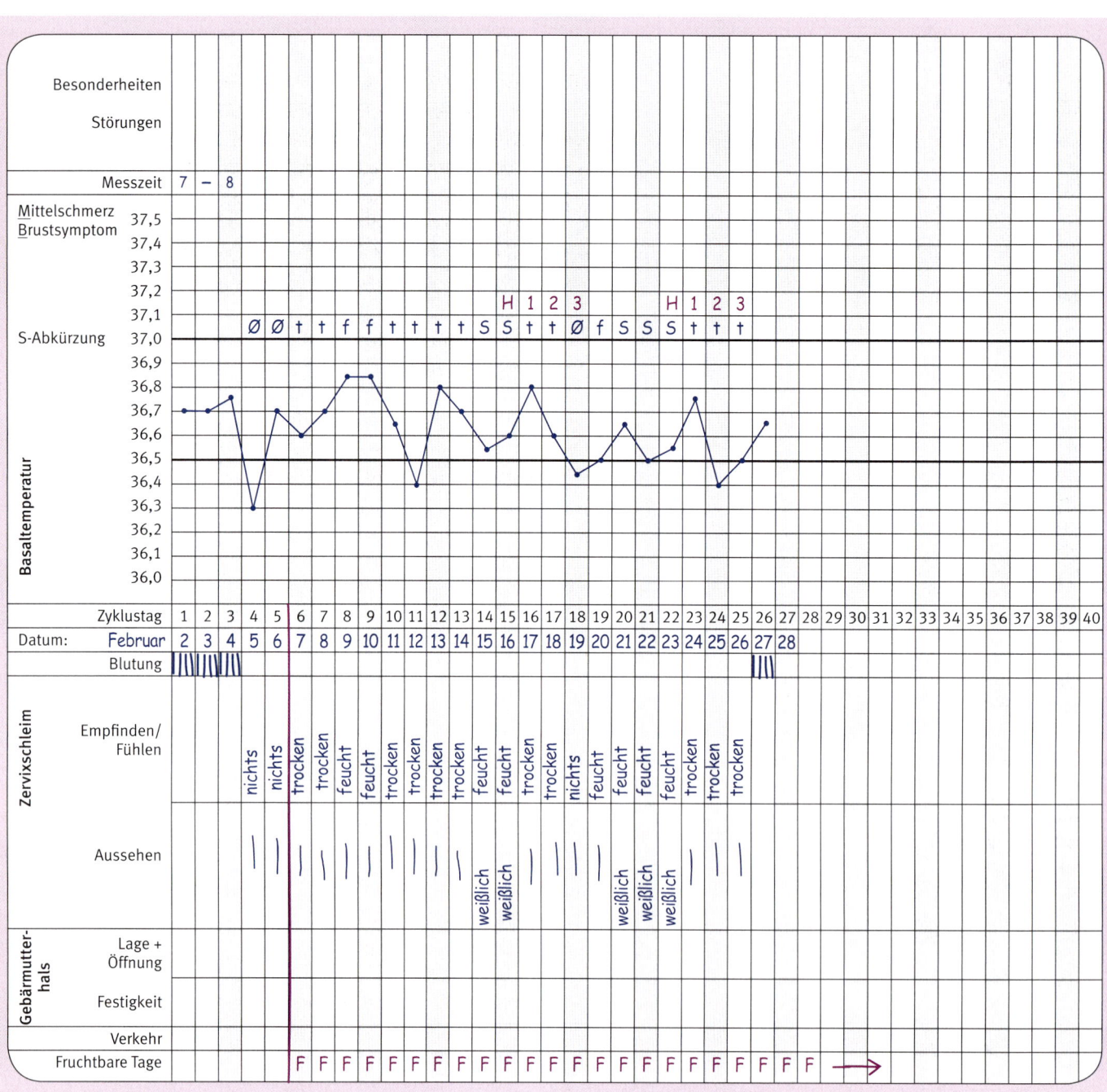

Monophasischer Zyklus

Zyklus-Nr: 5

Messweise
After X
Scheide
Mund

Früheste 1. höhere Messung aus den vorangegangenen Zyklen: 2 2

minus 8

1. höhere Messung in diesem Zyklus

Wollen Sie im nächsten Zyklus schwanger werden?
ja
nein
unentschieden

Arbeitsgruppe NFP

© Malteser

1. Die unfruchtbare Zeit am Zyklusanfang wird nach der **5-Tage-Regel** in doppelter Kontrolle mit dem Schleimsymptom bestimmt. Der **letzte unfruchtbare Tag** ist der **5. Zyklustag**. Eine unfruchtbare Zeit nach dem Eisprung kann nicht bestimmt werden, deshalb muss bis zum Ende des Zyklus Fruchtbarkeit angenommen werden. Im **folgenden Zyklus** können zu Beginn keine unfruchtbaren Tage angenommen werden. Es gilt „**F von Anfang an**".

2. Es gibt keine Störungen in diesem Zyklus. Allerdings gibt es zwei Schleimhöhepunkte.

3. Hier handelt es sich um einen typischen sogenannten **monophasischen Zyklus**. Monophasische Zyklen treten u. a. gehäuft in der Pubertät und in den Wechseljahren auf.

Training 24

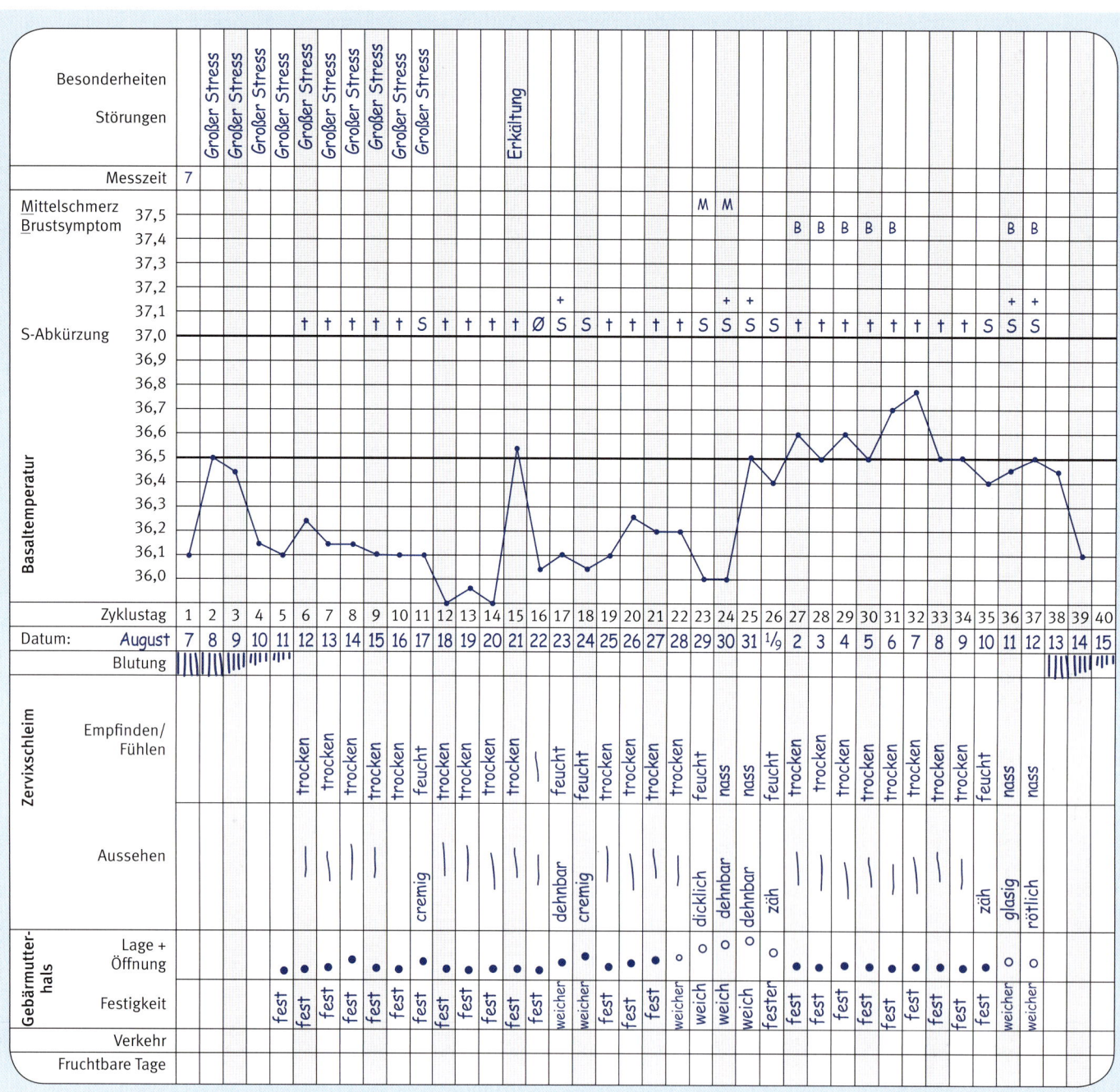

ZYKLUSFORMEN & BESONDERE LEBENSPHASEN

Besonderheiten		Großer Stress	Großer Stress	Großer Stress	Großer Stress	Großer Stress	Großer Stress	Großer Stress	Großer Stress	Großer Stress	Großer Stress				Erkältung																										
Störungen																																										
Messzeit	7																																									

128

Arbeitsgruppe NFP

Zyklus-Nr: | 1 | 6 |

Messweise After ☐
Scheide ☐
Mund ☒

Früheste 1. höhere
Messung aus den
vorangegangenen
Zyklen | 1 | 5 |

minus 8 | | |

1. höhere Messung
in diesem Zyklus | | |

Wollen Sie im
nächsten Zyklus
schwanger werden?

ja ☐
nein ☒
unentschieden ☐

© 🛡 **Malteser**

Verlängerte erste Zyklusphase

» **Stephanie W., 30 Jahre, ein Kind, derzeit Elternzeit**

(Temperaturhochlage im vorangegangenen Zyklus)

1. Bestimmen Sie Anfang und Ende der fruchtbaren Zeit und markieren Sie diese Phase mit „F".

2. Störungen und Besonderheiten?

3. Was fällt auf?

ZYKLUSFORMEN & BESONDERE LEBENSPHASEN

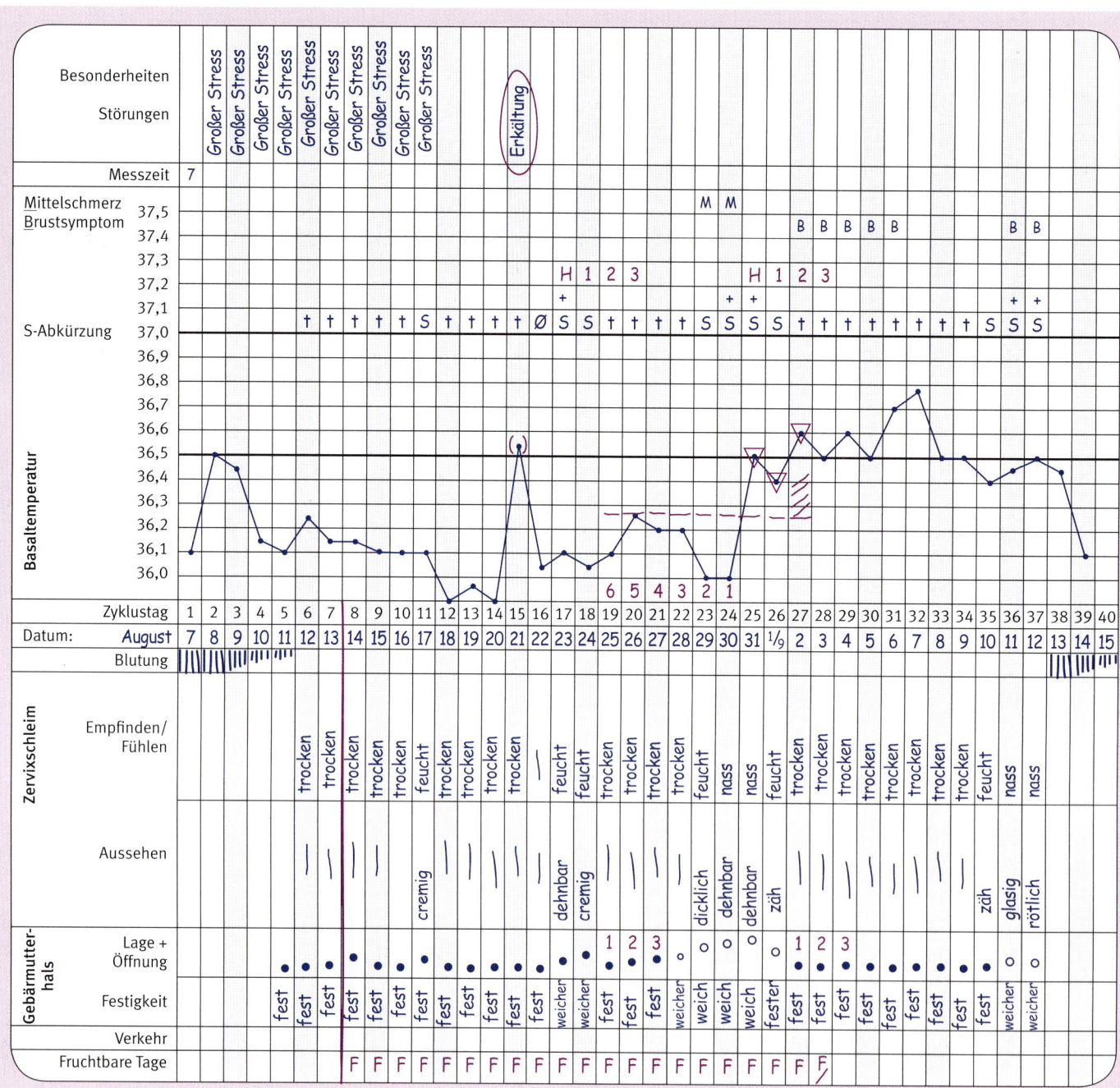

<table>
<tr><td colspan="3">nfp
Arbeitsgruppe NFP</td></tr>
</table>

Zyklus-Nr: | 1 | 6 |

Messweise After | |
Scheide | |
Mund | X |

Früheste 1. höhere
Messung aus den
vorangegangenen
Zyklen | 1 | 5 |

minus 8 | | 7 |

1. höhere Messung
in diesem Zyklus | 2 | 5 |

Wollen Sie im
nächsten Zyklus
schwanger werden?

ja | |
nein | X |
unentschieden | |

© ✠ **Malteser**

Verlängerte erste Zyklusphase

1. Die unfruchtbare Zeit am Zyklusanfang wird nach der Minus-8-Regel in doppelter Kontrolle bestimmt. Der letzte unfruchtbare Tag ist der 7. Zyklustag. Die unfruchtbare Zeit nach dem Eisprung beginnt am Abend des 28. Zyklustages.

2. Eine Erkältung am 15. Zyklustag stört die Basaltemperatur. Dieser Wert wird ausgeklammert und bei der Auswertung nicht berücksichtigt.

3. Dieser Zyklus von Stephanie W. ist 37 Tage lang, hervorgerufen durch eine verzögerte Eireifungsphase von 24 Tagen. Die zweite Zyklusphase ist mit 13 Tagen völlig normal lang. Eine mögliche Ursache für die lange erste Phase ist der „große Stress" am Zyklusanfang. Da Anfang und Ende der fruchtbaren Zeit sicher mithilfe von Schleim und Basaltemperatur bestimmt werden können, darf die Auswertung des Gebärmutterhalses außer Acht gelassen werden. Eine „Dreifachkontrolle" ist nicht nötig.

ZYKLUSFORMEN & BESONDERE LEBENSPHASEN

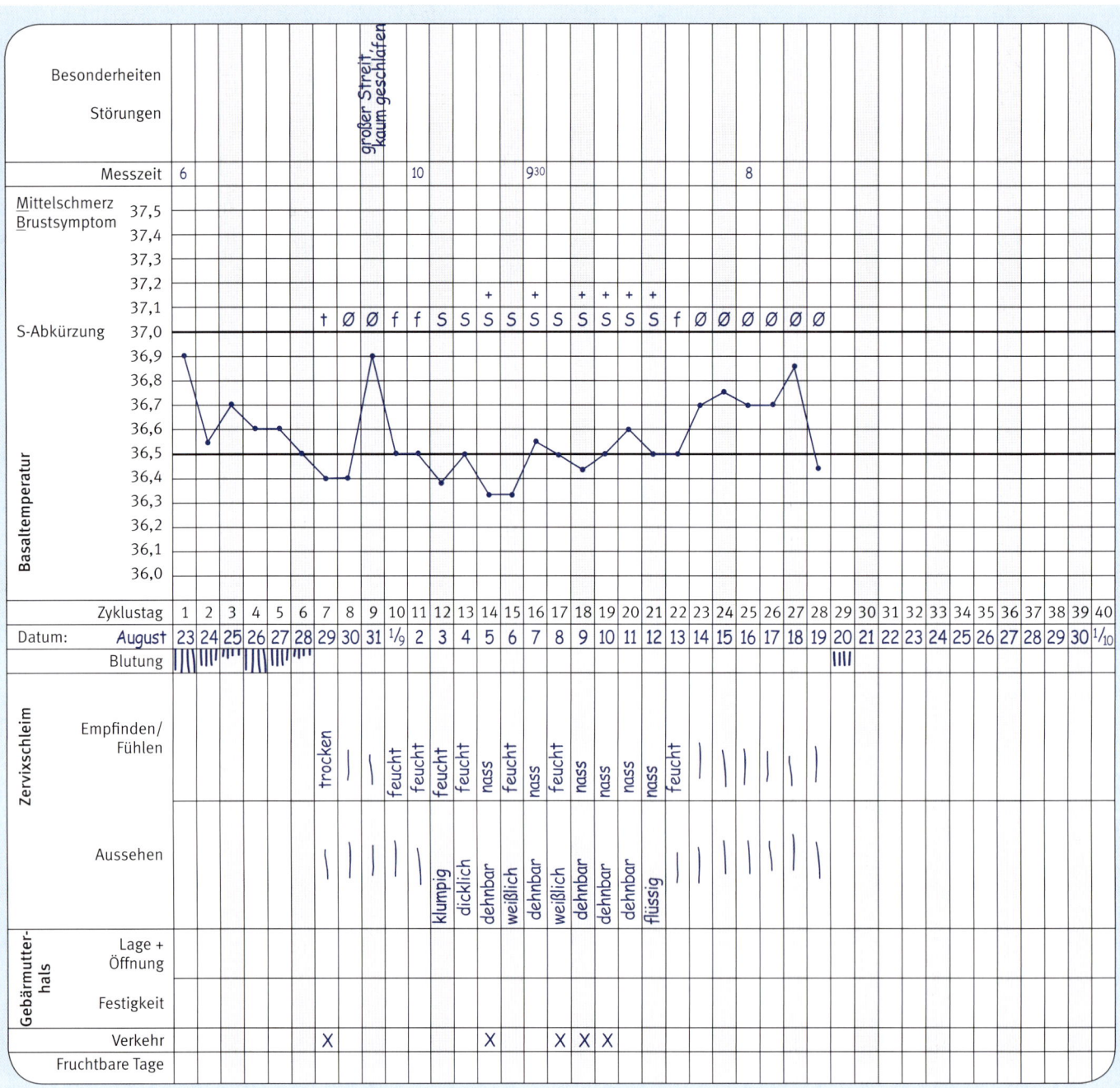

Arbeitsgruppe NFP

Zyklus-Nr: | 1 | 4 |

Messweise | After | |
| Scheide | |
| Mund | X |

Früheste 1. höhere Messung aus den vorangegangenen Zyklen | 1 | 7 |

minus 8 | | |

1. höhere Messung in diesem Zyklus | | |

Wollen Sie im nächsten Zyklus schwanger werden?

ja | X |
nein | |
unentschieden | |

© **Malteser**

Verkürzte zweite Zyklusphase

» Lydia G., 31-jährige Krankenschwester, bisher keine Kinder, hat seit einem halben Jahr Kinderwunsch.

(Temperaturhochlage im vorangegangenen Zyklus)

1. Bestimmen Sie Anfang und Ende der fruchtbaren Zeit und markieren Sie diese Phase mit „F".

2. Störungen und Besonderheiten?

3. Was fällt auf?

ZYKLUSFORMEN & BESONDERE LEBENSPHASEN

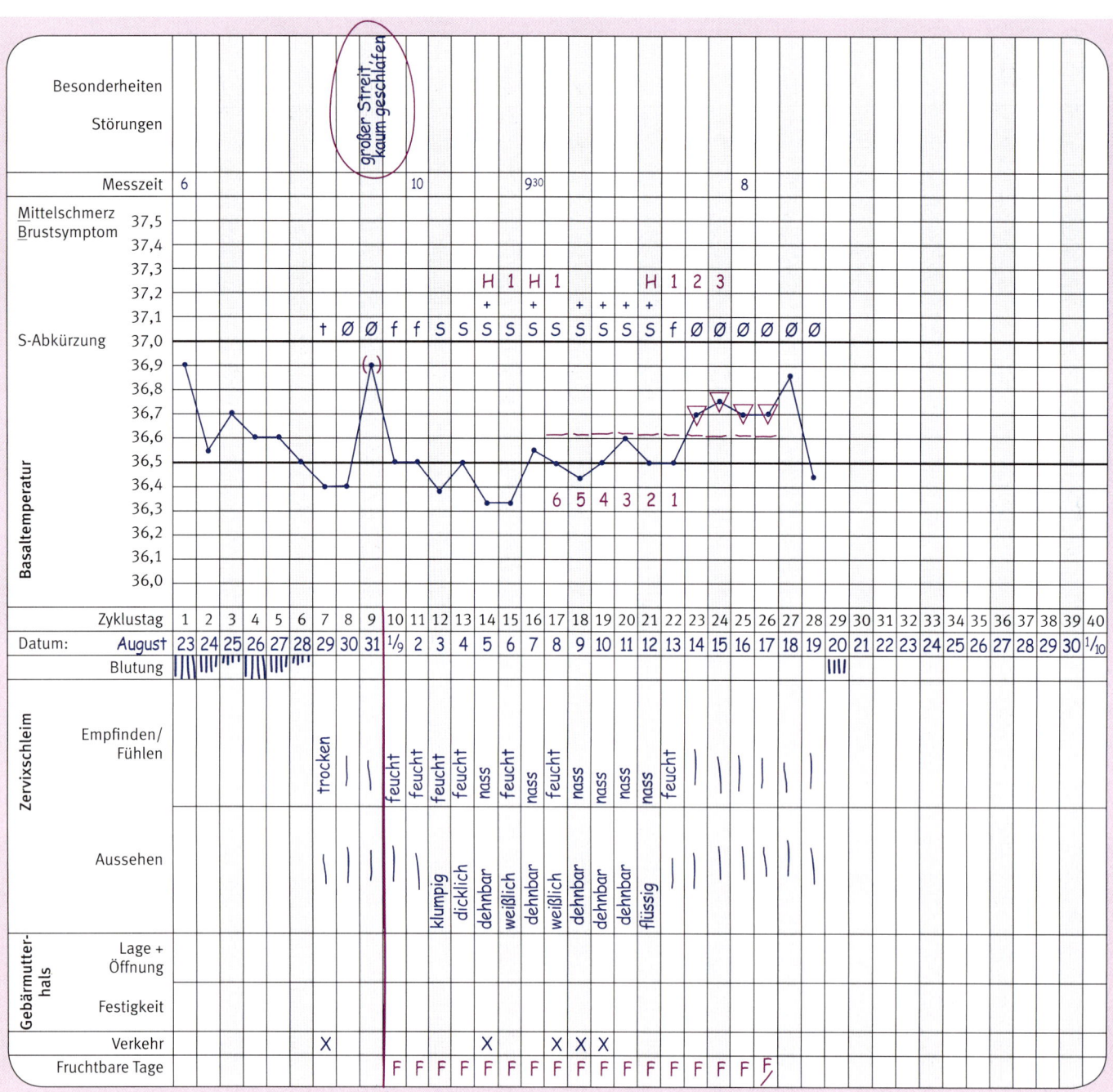

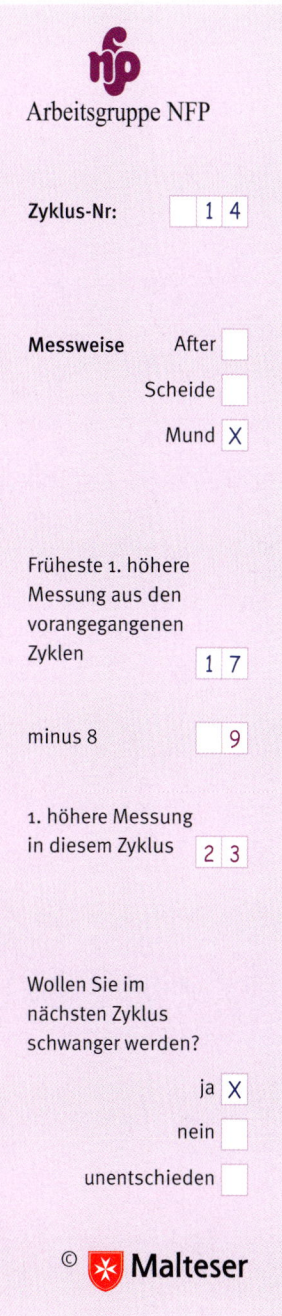

Verkürzte zweite Zyklusphase

1. Die unfruchtbare Zeit am Zyklusanfang wird nach der Minus-8-Regel in doppelter Kontrolle mit dem Schleimsymptom bestimmt. Der letzte unfruchtbare Tag ist der 9. Zyklustag. Die unfruchtbare Zeit nach dem Eisprung beginnt am Abend des 26. Zyklustages.

2. Die späten Messzeiten am 11., 16. und 25. Zyklustag wirken sich bei Lydia G. nicht auf die Basaltemperatur aus und stören nicht. Der „große Streit und der fehlende Schlaf" am 9. Zyklustag führen aber zu einer Erhöhung der Temperatur. Deshalb wird dieser Wert auch ausgeklammert und bleibt bei der Auswertung unberücksichtigt.

3. In diesem Zyklus dauert die Temperaturhochlage nur sechs Tage, deshalb spricht man auch von einer verkürzten Hochlage (normale Länge zwischen 10 und 16 Tagen). Das kann eine Ursache sein, warum Lydia B. in diesem Zyklus nicht schwanger geworden ist.

ZYKLUSFORMEN & BESONDERE LEBENSPHASEN

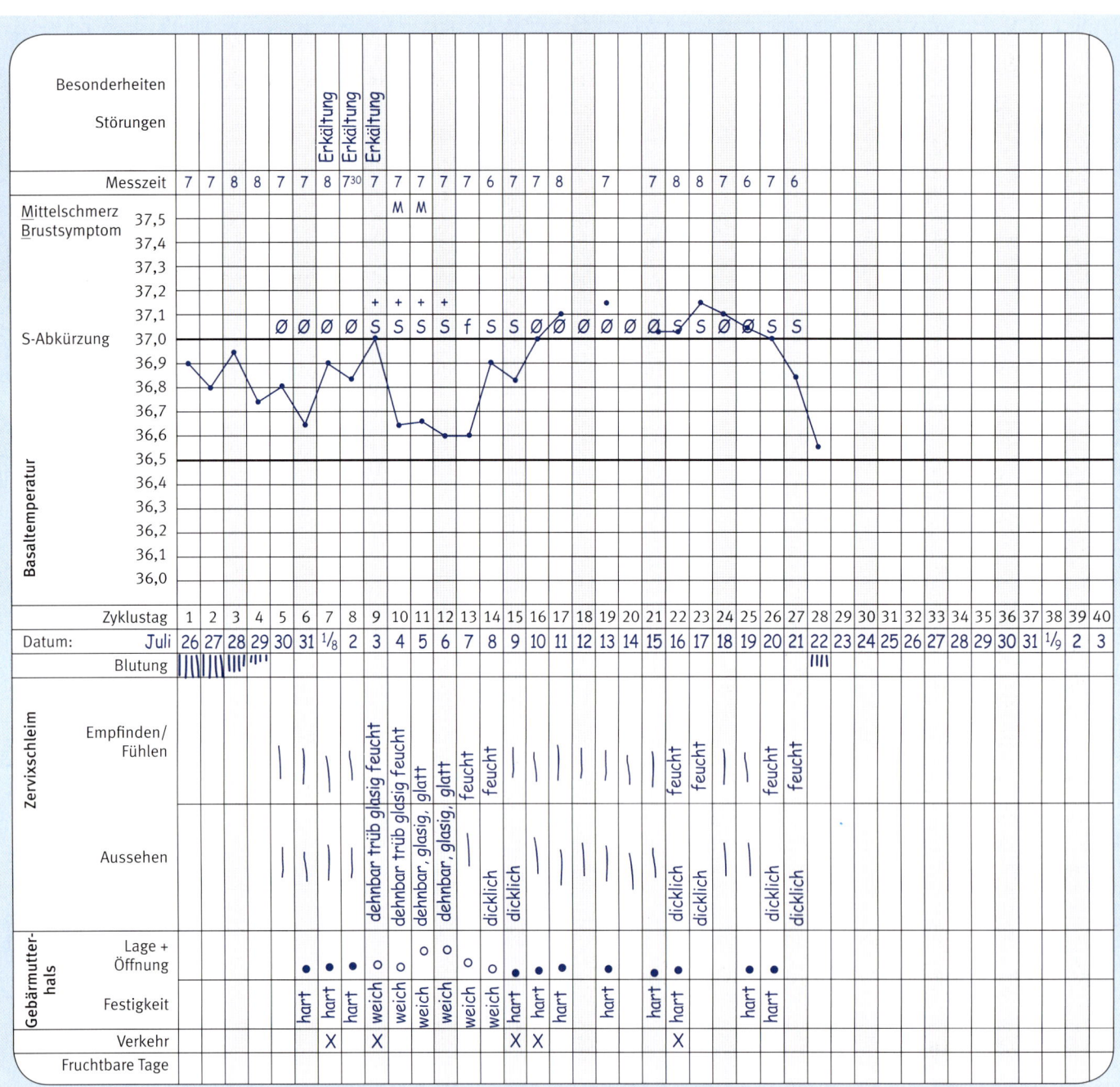

Kinderwunsch

>> Marlene L., 31 Jahre, Lehrerin, hat seit vier Zyklen Kinderwunsch.

(Training 26 a und b sind zwei aufeinanderfolgende Zyklen von Marlene L.)
(Temperaturhochlage im vorangegangenen Zyklus)

1. Bestimmen Sie Anfang und Ende der fruchtbaren Zeit und markieren Sie diese Phase mit „F".

2. Störungen und Besonderheiten?

3. Was fällt auf?

Arbeitsgruppe NFP

Zyklus-Nr: 1 7

Messweise After X
Scheide
Mund

Früheste 1. höhere Messung aus den vorangegangenen Zyklen   1 4

minus 8

1. höhere Messung in diesem Zyklus

Wollen Sie im nächsten Zyklus schwanger werden?

ja X
nein
unentschieden

© Malteser

Training 26a | Lösung

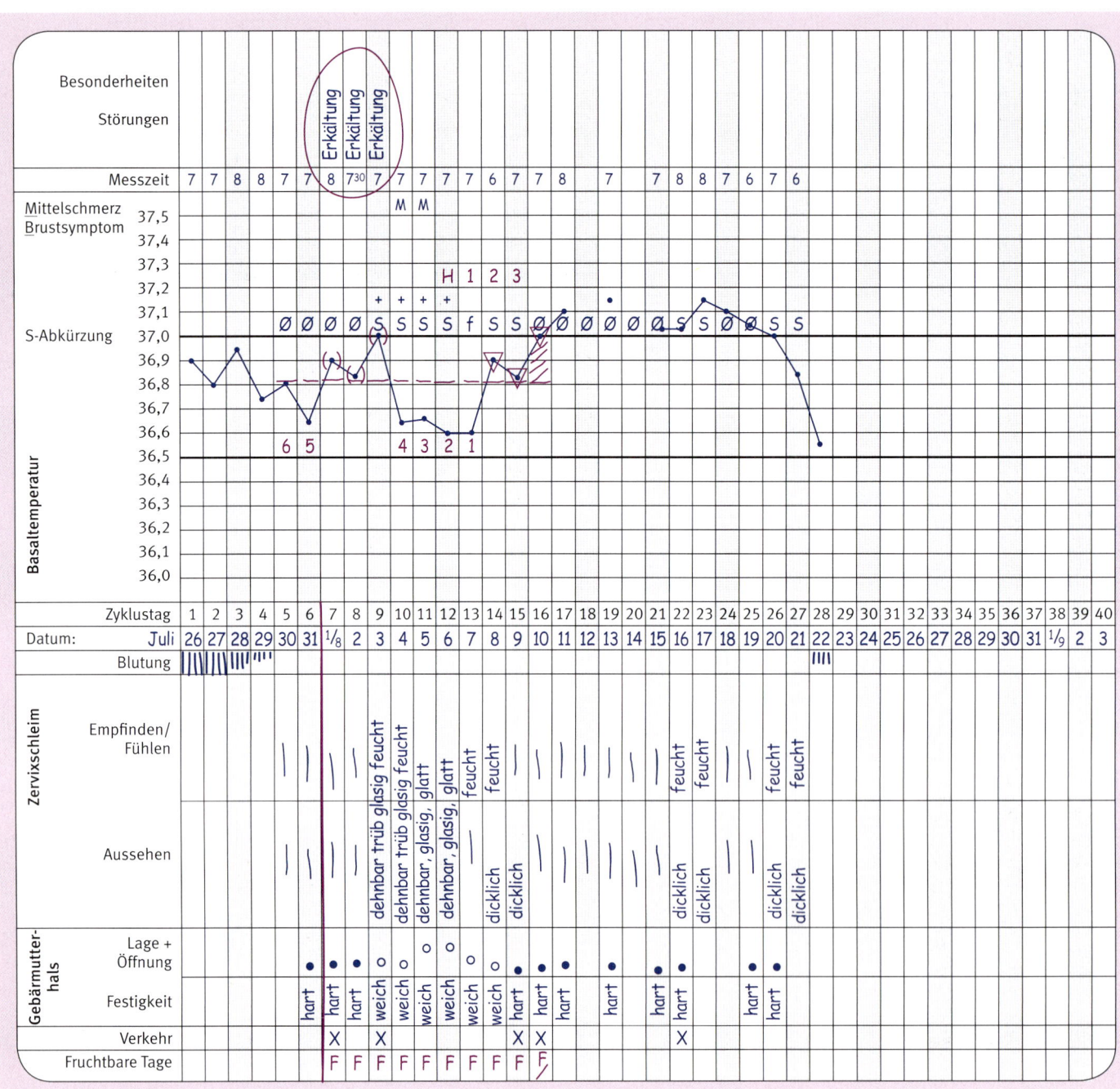

Arbeitsgruppe NFP

Zyklus-Nr: | 1 | 7 |

Messweise After [X]
Scheide [ ]
Mund [ ]

Früheste 1. höhere
Messung aus den
vorangegangenen
Zyklen | 1 | 4 |

minus 8 | | 6 |

1. höhere Messung
in diesem Zyklus | 1 | 4 |

Wollen Sie im
nächsten Zyklus
schwanger werden?

ja [X]
nein [ ]
unentschieden [ ]

© ✚ **Malteser**

Kinderwunsch

1. Die unfruchtbare Zeit am Zyklusanfang wird nach der Minus-8-Regel in doppelter Kontrolle mit dem Schleimsymptom bestimmt. Der letzte unfruchtbare Tag ist der 6. Zyklustag. Die unfruchtbare Zeit nach dem Eisprung beginnt am Abend des 16. Zyklustages.

2. Am 7., 8. und 9. Zyklustag sind die Temperaturwerte durch eine Erkältung gestört und bleiben bei der Auswertung unberücksichtigt.

3. Marlene L. hat alle Zeichen beobachtet, die ihr helfen, die hochfruchtbare Phase im Zyklus zu erkennen (Mittelschmerz; dehnbarer, glasiger Zervixschleim; weicher, geöffneter, hoch stehender Gebärmutterhals). Allerdings hat sie nur zu Beginn der hochfruchtbaren Phase einmal Verkehr gehabt.

ZYKLUSFORMEN & BESONDERE LEBENSPHASEN

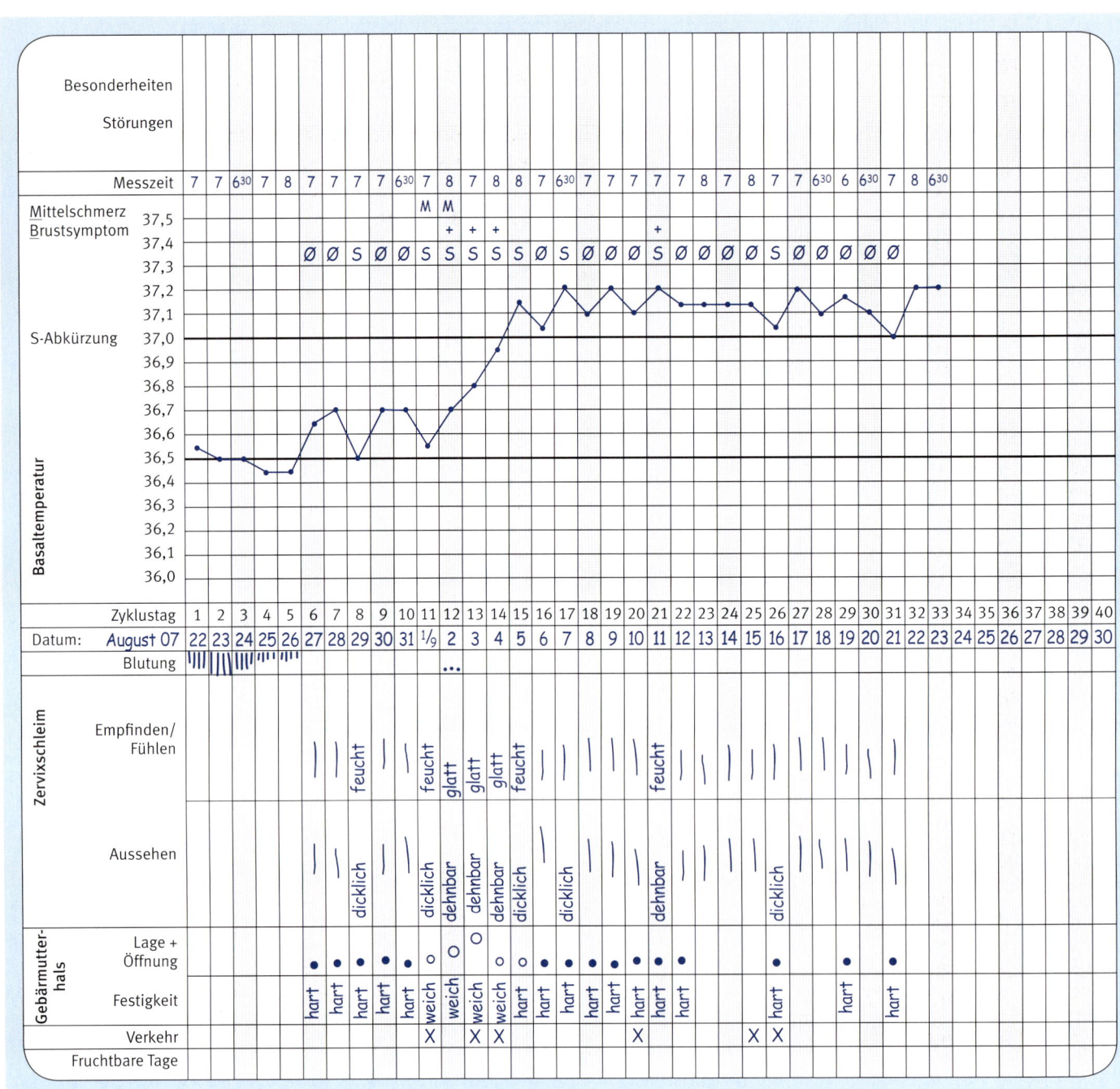

Arbeitsgruppe NFP

Zyklus-Nr: 1 8

Messweise   After X

      Scheide ☐

      Mund ☐

Früheste 1. höhere Messung aus den vorangegangenen Zyklen ☐☐

minus 8 ☐☐

1. höhere Messung in diesem Zyklus ☐☐

Wollen Sie im nächsten Zyklus schwanger werden?

ja X

nein ☐

unentschieden ☐

© 🛡 Malteser

Kinderwunsch

» **Dies ist der (18.) Folgezyklus von Marlene L.**

1. Bestimmen Sie Anfang und Ende der fruchtbaren Zeit und markieren Sie diese Phase mit „F".

2. Störungen und Besonderheiten?

3. Was fällt auf?

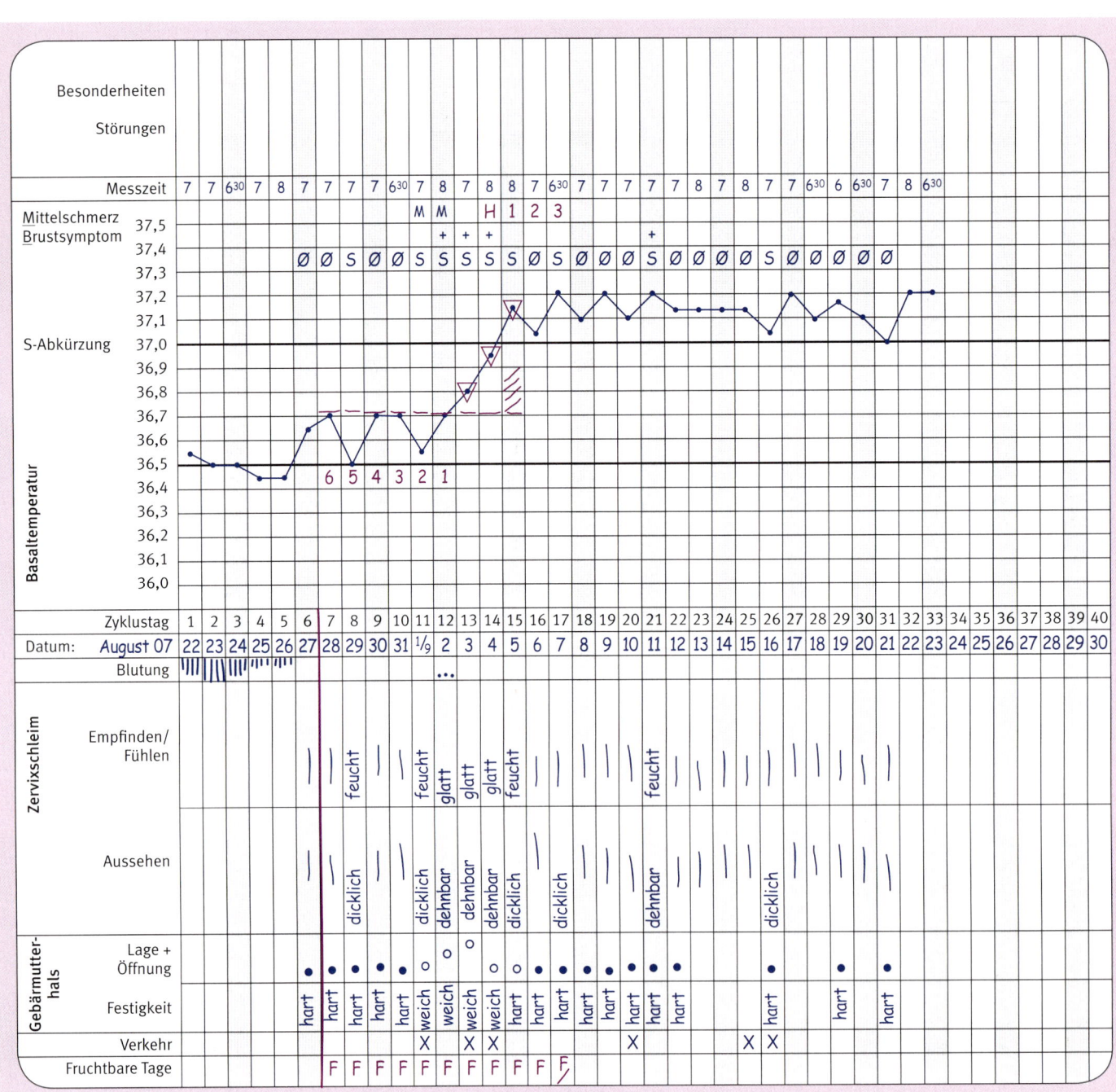

nfp

Arbeitsgruppe NFP

Zyklus-Nr: | 1 | 8 |

Messweise   After [X]
Scheide [ ]
Mund [ ]

Früheste 1. höhere
Messung aus den
vorangegangenen
Zyklen | 1 | 4 |

minus 8 | | 6 |

1. höhere Messung
in diesem Zyklus | 1 | 3 |

Wollen Sie im
nächsten Zyklus
schwanger werden?

ja [X]
nein [ ]
unentschieden [ ]

© ✴ **Malteser**

Kinderwunsch

1. Die unfruchtbare Zeit am Zyklusanfang wird nach der Minus-8-Regel in doppelter Kontrolle mit dem Schleimsymptom bestimmt. Der letzte unfruchtbare Tag ist der 6. Zyklustag. Die unfruchtbare Zeit nach dem Eisprung beginnt am Abend des 17. Zyklustages.

2. Störungen und Besonderheiten sind nicht beobachtet worden.

3. Auch in diesem Zyklus hat Marlene L. alle Zeichen beobachtet, die ihr helfen, die hochfruchtbare Phase im Zyklus zu erkennen. Zusätzlich zu Mittelschmerz, Schleim und Gebärmutterhals hat sie in diesem Zyklus auch eine Zwischenblutung („Eisprungblutung") beobachtet.
Marlene L. hat diesmal die hochfruchtbaren Tage entsprechend für Verkehr genutzt (11., 13. und 14. Zyklustag) und ist schwanger geworden, wie an der Hochlage von mehr als 18 Tagen und Ausbleiben der Blutung abzulesen ist.

Der voraussichtliche Entbindungstermin errechnet sich wie folgt:

Tag der 1. höheren Messung: 3. September 2007
Minus 7 Tage: 27. August 2007
Minus 3 Monate: 27. Mai 2007
Plus 1 Jahr: 27. Mai 2008

Training 27

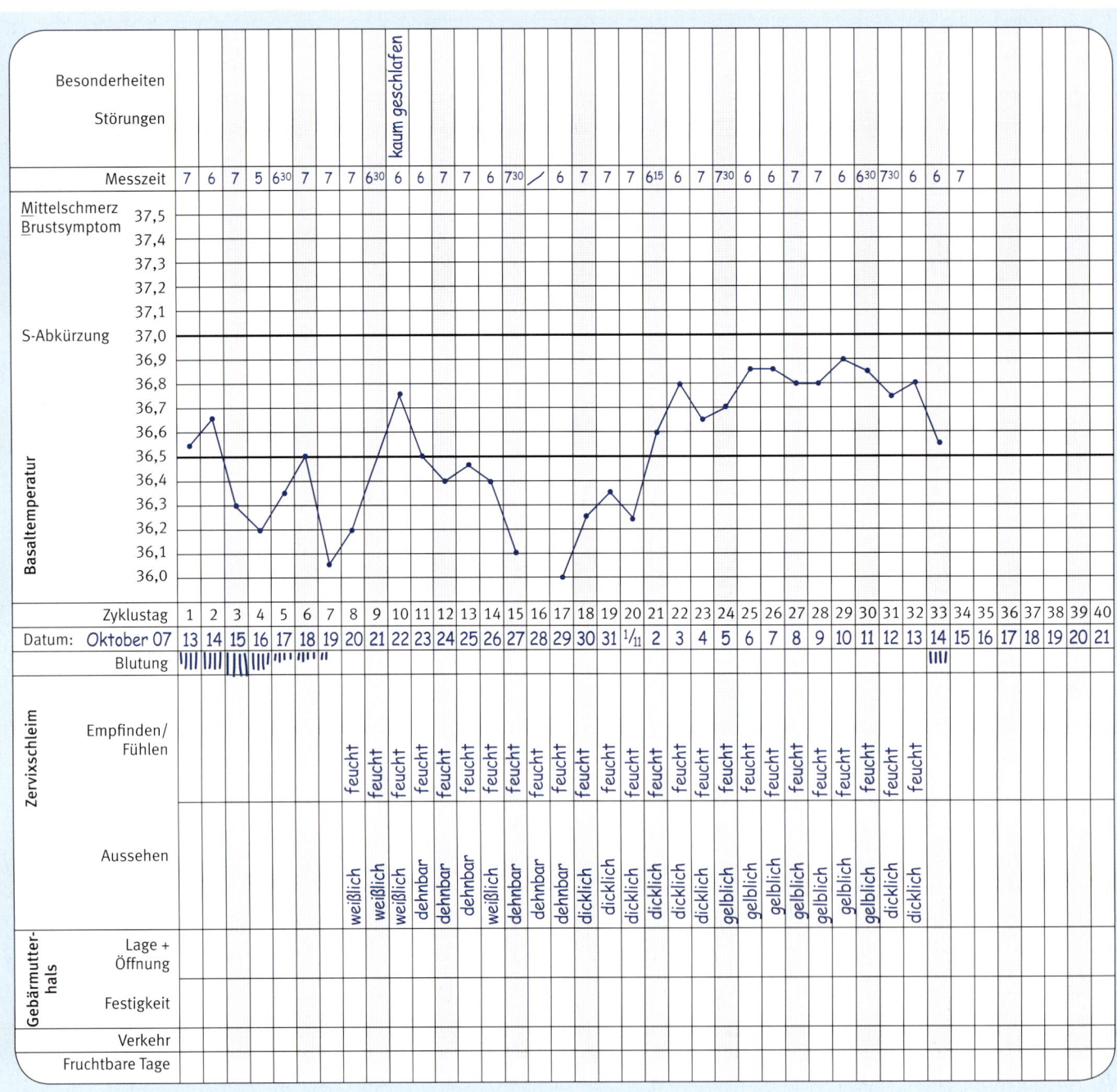

Stillzeit

>> Lea B., 29 Jahre, hat ihr erstes Kind gut sieben Monate gestillt und in dieser Zeit weder eine Temperaturhochlage noch eine Blutung beobachtet. Jetzt hat sie ihr Kind abgestillt und zeichnet ihren ersten Zyklus nach der Entbindung auf.

1. Bestimmen Sie Anfang und Ende der fruchtbaren Zeit und markieren Sie diese Phase mit „F".

2. Störungen und Besonderheiten?

3. Was fällt auf?

Arbeitsgruppe NFP

Zyklus-Nr: | | | 1 |

nach der Entbindung

Messweise   After [X]

Scheide [ ]

Mund [ ]

am 13. 10. 07 abgestillt

Früheste 1. höhere Messung aus den vorangegangenen Zyklen

minus 8

1. höhere Messung in diesem Zyklus

Wollen Sie im nächsten Zyklus schwanger werden?

ja [ ]

nein [X]

unentschieden [ ]

Entbindung am 4. März 07

© Malteser

145

ZYKLUSFORMEN & BESONDERE LEBENSPHASEN

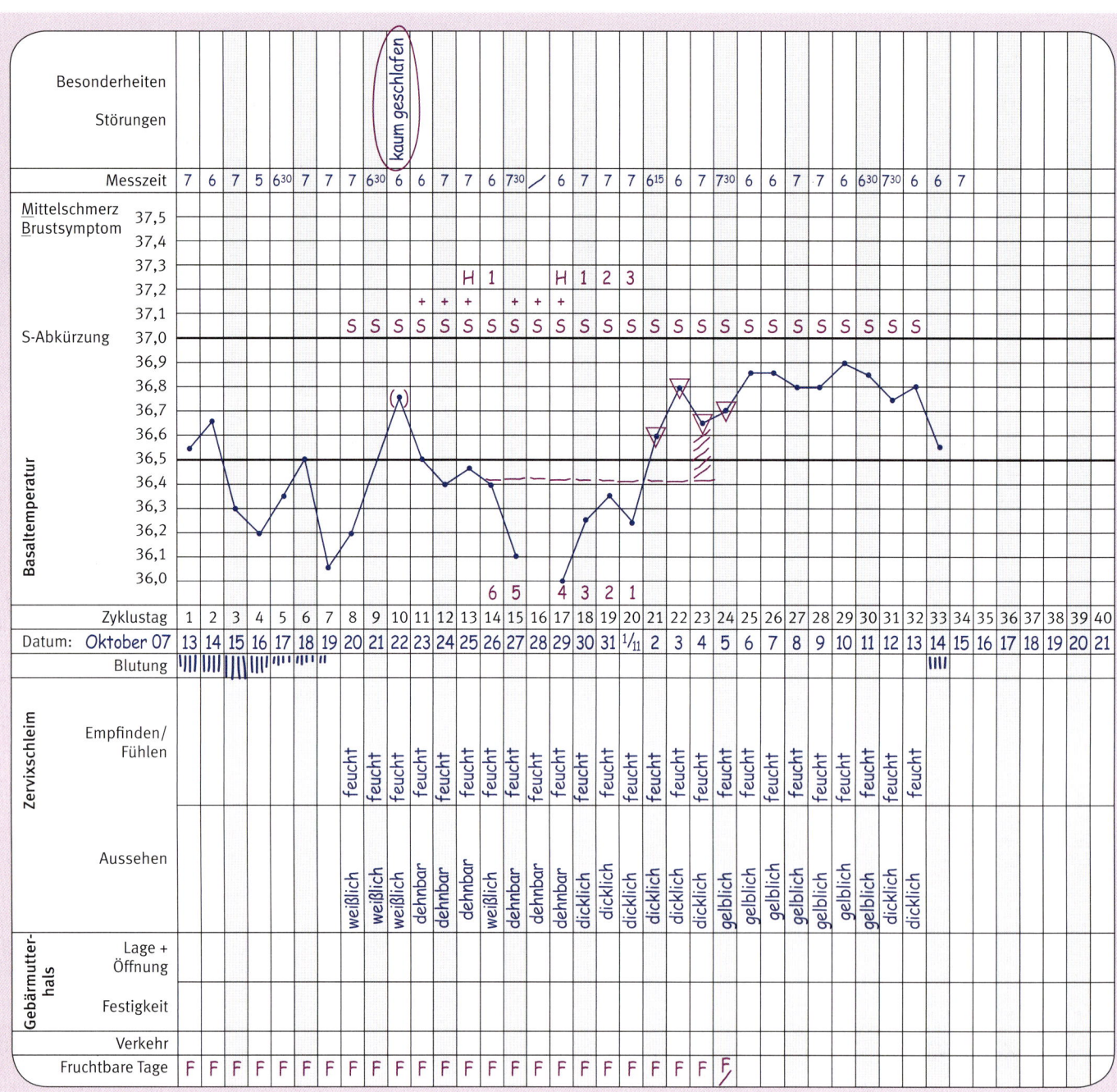

<table>
<tr><td>

Arbeitsgruppe NFP

Zyklus-Nr: [ ] [1]

nach der Entbindung

Messweise   After [X]

   Scheide [ ]

   Mund [ ]

am 13. 10. 07 abgestillt

Früheste 1. höhere Messung aus den vorangegangenen Zyklen [/]

minus 8 [ ][ ]

1. höhere Messung in diesem Zyklus [2][1]

Wollen Sie im nächsten Zyklus schwanger werden?

ja [ ]

nein [X]

unentschieden [ ]

Entbindung am 4. März 07

© ✠ **Malteser**

</td></tr>
</table>

Stillzeit

1. Da bisher keine Hochlage aufgetreten ist, beginnt die fruchtbare Zeit mit dem ersten Tag der Blutung. Sie endet am Abend des 24. Zyklustages. (Die Temperaturauswertung im ersten Zyklus nach der Entbindung und in der Stillzeit erfordert eine zusätzliche höhere Messung.)

2. Der Temperaturwert am 10. Zyklustag ist gestört und wird ausgeklammert.

3. Mehr als sieben Monate nach der Entbindung beobachtet Lea B. ihren ersten Eisprung. Dieses späte Wiedereintreten der Fruchtbarkeit steht in engem Zusammenhang mit dem Stillen, das bekanntlich den ersten Eisprung herauszögert. Der herannahende Eisprung kündigt sich durch ein ausgeprägtes Zervixschleimmuster an.

Training 28

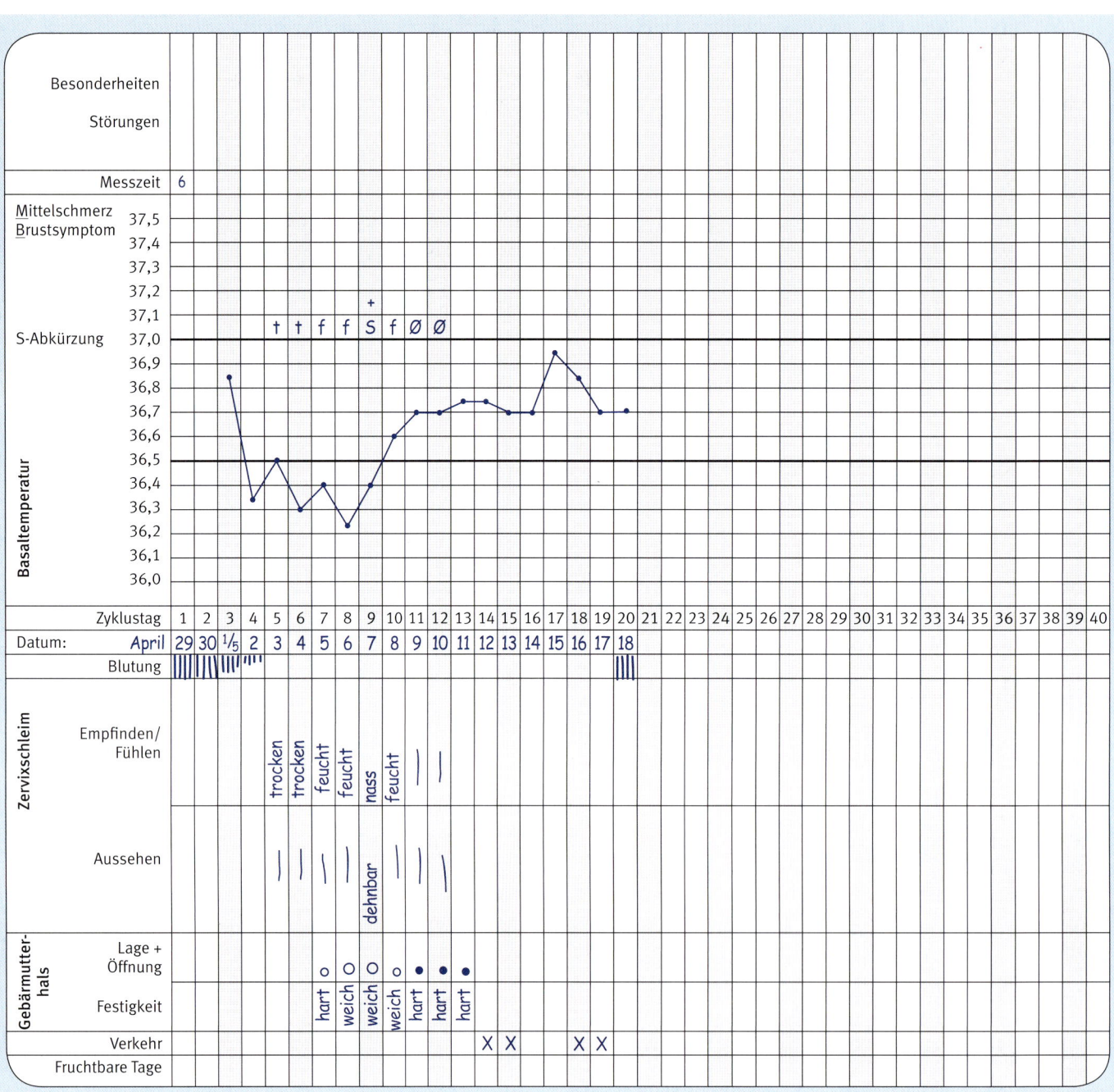

		1	2	3	4	5	6	7	8	9	10	11	12	13	14	15	16	17	18	19	20	21	22	23	24	25	26	27	28	29	30	31	32	33	34	35	36	37	38	39	40

Besonderheiten
Störungen

Messzeit: 6

Mittelschmerz
Brustsymptom
37,5 37,4 37,3 37,2 37,1 37,0 36,9 36,8 36,7 36,6 36,5 36,4 36,3 36,2 36,1 36,0

S-Abkürzung

Basaltemperatur

Zyklustag

Datum: April 29 30 ¹/₅ 2 3 4 5 6 7 8 9 10 11 12 13 14 15 16 17 18

Blutung

Zervixschleim
Empfinden/Fühlen: trocken trocken feucht feucht nass feucht
Aussehen: dehnbar

Gebärmutter-hals
Lage + Öffnung
Festigkeit: hart weich weich weich hart hart hart

Verkehr: X X X X
Fruchtbare Tage

S-Abkürzung row: † † f f S f Ø Ø (with + above S)

Wechseljahre

❯❯ **Regina M., 47-jährige Lehrerin, zwei Kinder, wendet seit sieben Jahren NFP an.**

(Temperaturhochlage im vorangegangenen Zyklus)

1. Bestimmen Sie Anfang und Ende der fruchtbaren Zeit und markieren Sie diese Phase mit „F".

2. Störungen und Besonderheiten?

3. Was fällt auf?

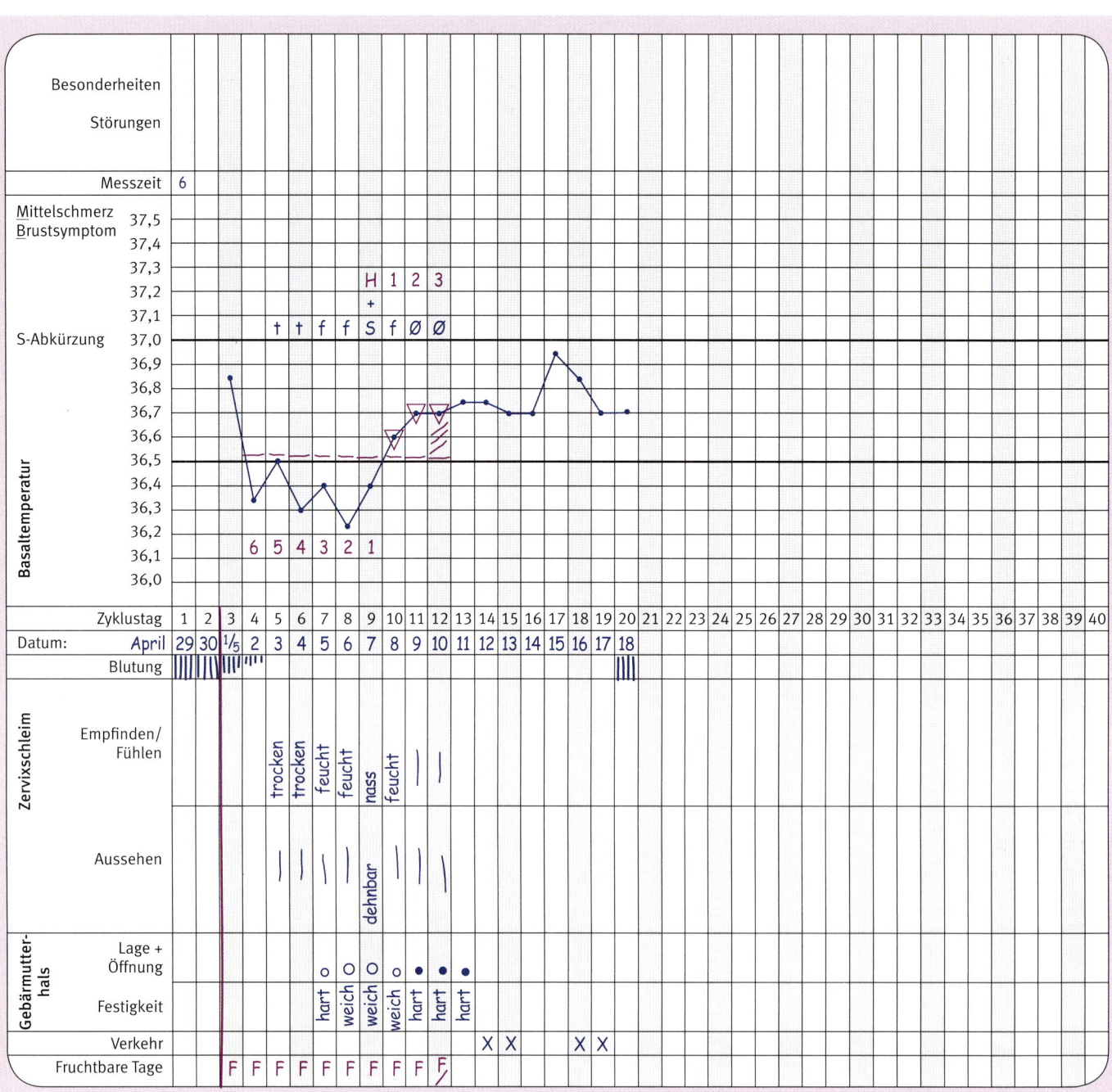

ZYKLUSFORMEN & BESONDERE LEBENSPHASEN

Besonderheiten																		
Störungen																		
Messzeit	6																	

Basaltemperatur

Mittelschmerz Brustsymptom																	
37,5																	
37,4																	
37,3																	
37,2							H	1	2	3							
37,1						+											
S-Abkürzung 37,0			†	†	f	f	S	f	Ø	Ø							
36,9																	
36,8																	
36,7																	
36,6																	
36,5																	
36,4																	
36,3																	
36,2																	
36,1		6	5	4	3	2	1										
36,0																	

Zyklustag	1	2	3	4	5	6	7	8	9	10	11	12	13	14	15	16	17	18	19	20	21	22	23	24	25	26	27	28	29	30	31	32	33	34	35	36	37	38	39	40
Datum: April	29	30	¹/₅	2	3	4	5	6	7	8	9	10	11	12	13	14	15	16	17	18																				

Zervixschleim

Blutung	‖‖‖	‖‖	‖‖	‖														‖‖		
Empfinden/ Fühlen				trocken	trocken	feucht	feucht	nass	feucht											
Aussehen				ǀ	ǀ	ǀ	ǀ	dehnbar	ǀ	ǀ										

Gebärmutter-hals

Lage + Öffnung				○	○	○	○	●	●	●										
Festigkeit				hart	weich	weich	weich	hart	hart	hart										
Verkehr												X	X			X	X			
Fruchtbare Tage			F	F	F	F	F	F	F	F	F	F								

Arbeitsgruppe NFP

Zyklus-Nr: | | 8 | 4 |

Messweise   After | |

         Scheide | |

         Mund | X |

Früheste 1. höhere Messung aus den vorangegangenen Zyklen | 1 | 0 |

minus 8 | | 2 |

1. höhere Messung in diesem Zyklus | 1 | 0 |

Wollen Sie im nächsten Zyklus schwanger werden?

     ja | |

    nein | |

unentschieden | |

© **Malteser**

Wechseljahre

1. Die unfruchtbare Zeit am Zyklusanfang wird nach der Minus-8-Regel in doppelter Kontrolle mit dem Zervixschleim bestimmt. Der letzte unfruchtbare Tag am Zyklusanfang ist der 2. Zyklustag. Die fruchtbare Zeit endet am Abend des 12. Zyklustages.

2. Es wurden keine Störungen oder Besonderheiten beobachtet. Regina M. hat allerdings nur an vier Tagen das Auftreten von Zervixschleim beobachtet.

3. Die sehr kurze Eireifungsphase (9 Tage) bei normal langer zweiter Zyklusphase (10 Tage) führt insgesamt zu einem extrem kurzen Zyklus (19 Tage). Eine zunehmende Verkürzung der Eireifungsphase mit einer Vorverlagerung des Temperaturanstiegs bei normal langer zweiter Phase (10 bis 16 Tage) ist typisch für das Einsetzen der Wechseljahre.

Training 29a

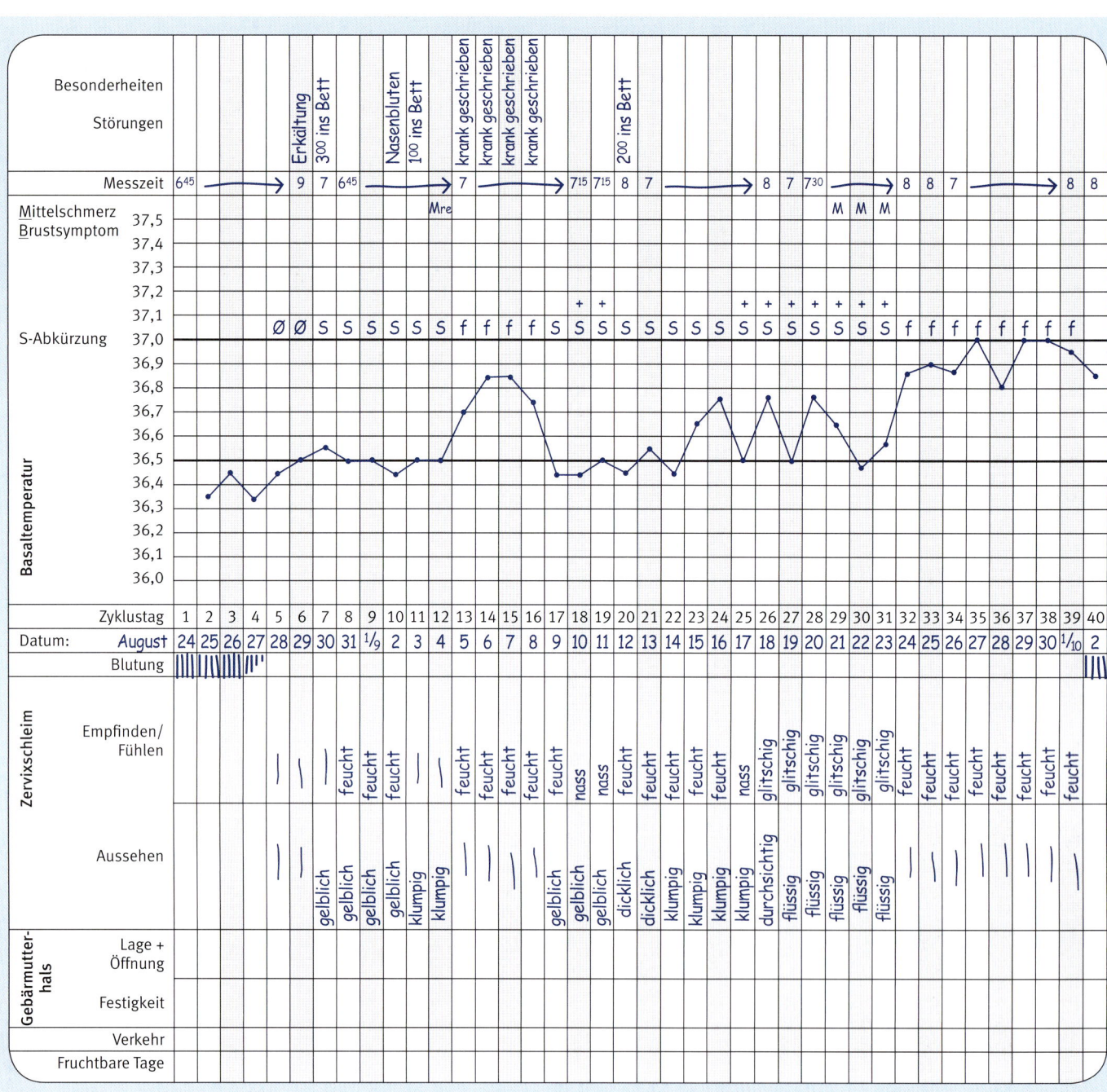

Arbeitsgruppe NFP

Zyklus-Nr: ⬚ 1

nach Pille

Messweise After ⬚
Scheide X
Mund ⬚

Früheste 1. höhere
Messung aus den
vorangegangenen
Zyklen ⬚

minus 8 ⬚⬚

1. höhere Messung
in diesem Zyklus ⬚⬚

Wollen Sie im
nächsten Zyklus
schwanger werden?

ja ⬚
nein X
unentschieden ⬚

© Malteser

Absetzen der Pille

» Lisa P., 28-jährige Floristin, hat sich entschlossen, nach mehr-jähriger Pilleneinnahme damit aufzuhören und die NFP zu erler-nen.

(Training 29 a und 29 b sind die ersten beiden Zyklen nach Abset-zen der Pille.)

1. Bestimmen Sie Anfang und Ende der fruchtbaren Zeit und mar-kieren Sie diese Phase mit „F".

2. Störungen und Besonderheiten?

3. Was fällt auf?

ZYKLUSFORMEN & BESONDERE LEBENSPHASEN

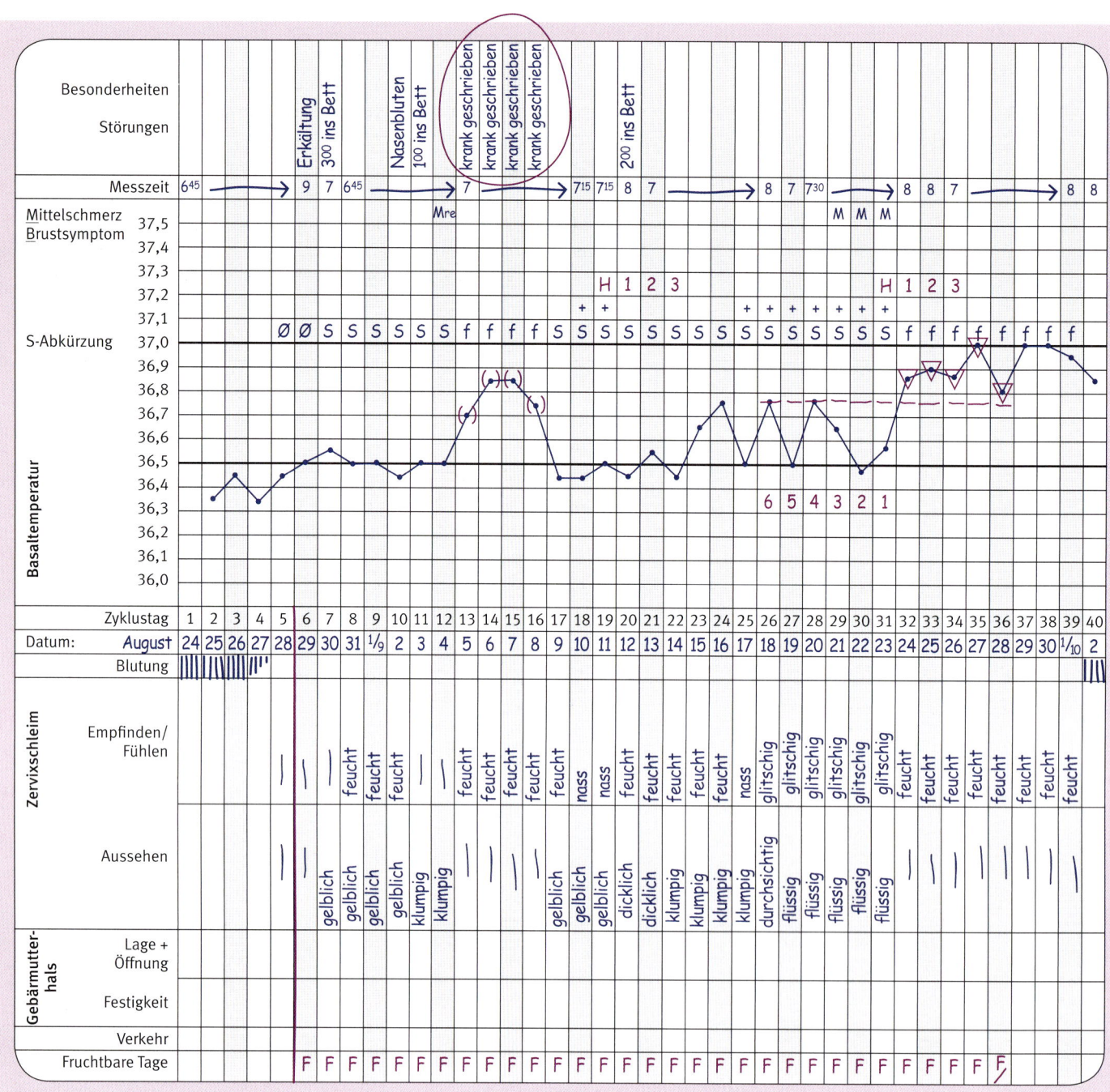

Absetzen der Pille

Zyklus-Nr: 1
nach Pille

Messweise After [ ]
Scheide [X]
Mund [ ]

Früheste 1. höhere
Messung aus den
vorangegangenen
Zyklen [/]

minus 8 [/]

1. höhere Messung
in diesem Zyklus [3][2]

Wollen Sie im
nächsten Zyklus
schwanger werden?

ja [ ]
nein [X]
unentschieden [ ]

© ✚ Malteser

1. Im ersten Zyklus nach Absetzen der Pille sind die ersten 5 Tage unfruchtbar. Die fruchtbare Zeit endet am Abend des 36. Zyklustages.
Die Temperaturauswertung im ersten Zyklus nach Absetzen der Pille erfordert eine zusätzliche höhere Messung. (In diesem Zyklus muss die Temperatur zunächst nach der 1. Ausnahmeregel ausgewertet werden. Zusätzlich wird für die Situation nach Absetzen der Pille noch ein weiterer höherer Messwert benötigt.)

2. Krankheitsbedingt sind die Temperaturwerte an den Zyklustagen 13 bis 16 gestört. Sie werden ausgeklammert und bei der Auswertung nicht berücksichtigt. Alle anderen Ereignisse wie „spät ins Bett" oder auch unterschiedliche Messzeiten stören nicht.
Die Schleimphase ist auffallend lang, und es gibt zwei Schleimhöhepunkte. Der für die Auswertung relevante Höhepunkt geht dem Temperaturanstieg um einen Tag voraus (31. Zyklustag).

3. Die erste Zyklusphase ist stark verlängert, die zweite Phase ist dagegen verkürzt (8 Tage). Dieses Phänomen findet sich häufiger in den ersten Zyklen nach Absetzen der Pille. Gelegentlich kommt es in dieser Situation auch zum vollständigen Ausbleiben der Hochlage (monophasische Zyklen).
Das lange Schleimbild mit mehr als einem Höhepunkt kommt nach Absetzen der Pille ebenfalls häufiger vor.

ZYKLUSFORMEN & BESONDERE LEBENSPHASEN

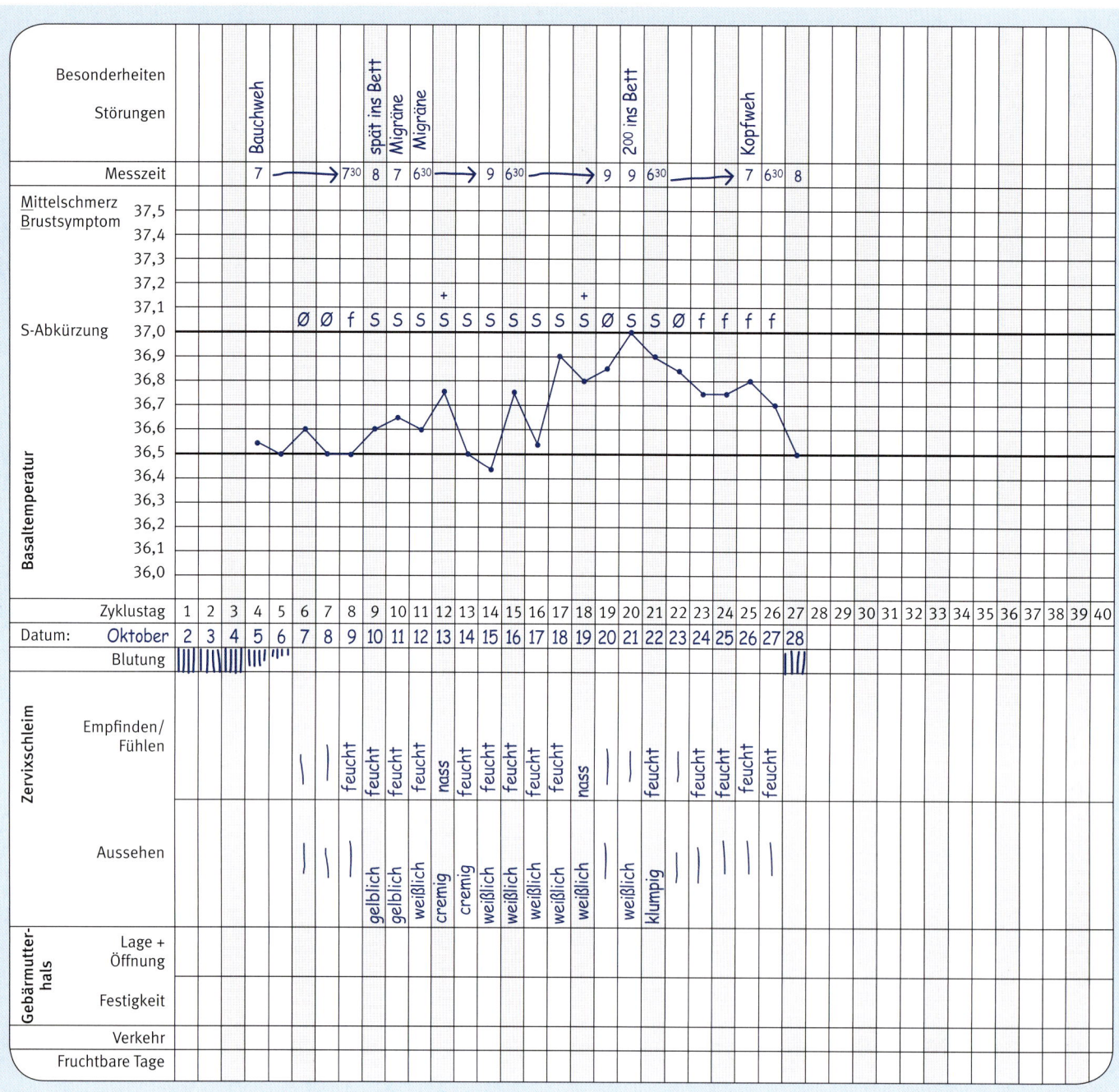

Besonderheiten / Störungen: Bauchweh; spät ins Bett; Migräne; Migräne; 2⁰⁰ ins Bett; Kopfweh

Messzeit: 7 → 7³⁰ 8 7 6³⁰ → 9 6³⁰ → 9 9 6³⁰ → 7 6³⁰ 8

S-Abkürzung: Ø Ø f S S S S⁺ S S S S S S⁺ Ø S S Ø f f f f

Zyklustag	1	2	3	4	5	6	7	8	9	10	11	12	13	14	15	16	17	18	19	20	21	22	23	24	25	26	27	28	29	30	31	32	33	34	35	36	37	38	39	40
Datum: Oktober	2	3	4	5	6	7	8	9	10	11	12	13	14	15	16	17	18	19	20	21	22	23	24	25	26	27	28													

Zervixschleim – Empfinden/Fühlen: feucht, feucht, feucht, feucht, nass, feucht, feucht, feucht, feucht, feucht, nass, feucht, feucht, feucht, feucht, feucht

Aussehen: gelblich, gelblich, weißlich, cremig, cremig, weißlich, weißlich, weißlich, weißlich, weißlich, weißlich, klumpig

Gebärmutterhals: Lage + Öffnung; Festigkeit

Verkehr

Fruchtbare Tage

156

Arbeitsgruppe NFP

Zyklus-Nr: 2

Messweise After
Scheide X
Mund

Früheste 1. höhere Messung aus den vorangegangenen Zyklen

minus 8

1. höhere Messung in diesem Zyklus

Wollen Sie im nächsten Zyklus schwanger werden?

ja
nein X
unentschieden

© Malteser

Absetzen der Pille

>> **Das ist der Folgezyklus von Lisa P.**

1. Bestimmen Sie Anfang und Ende der fruchtbaren Zeit und markieren Sie diese Phase mit „F".

2. Störungen und Besonderheiten?

3. Was fällt auf?

ZYKLUSFORMEN & BESONDERE LEBENSPHASEN

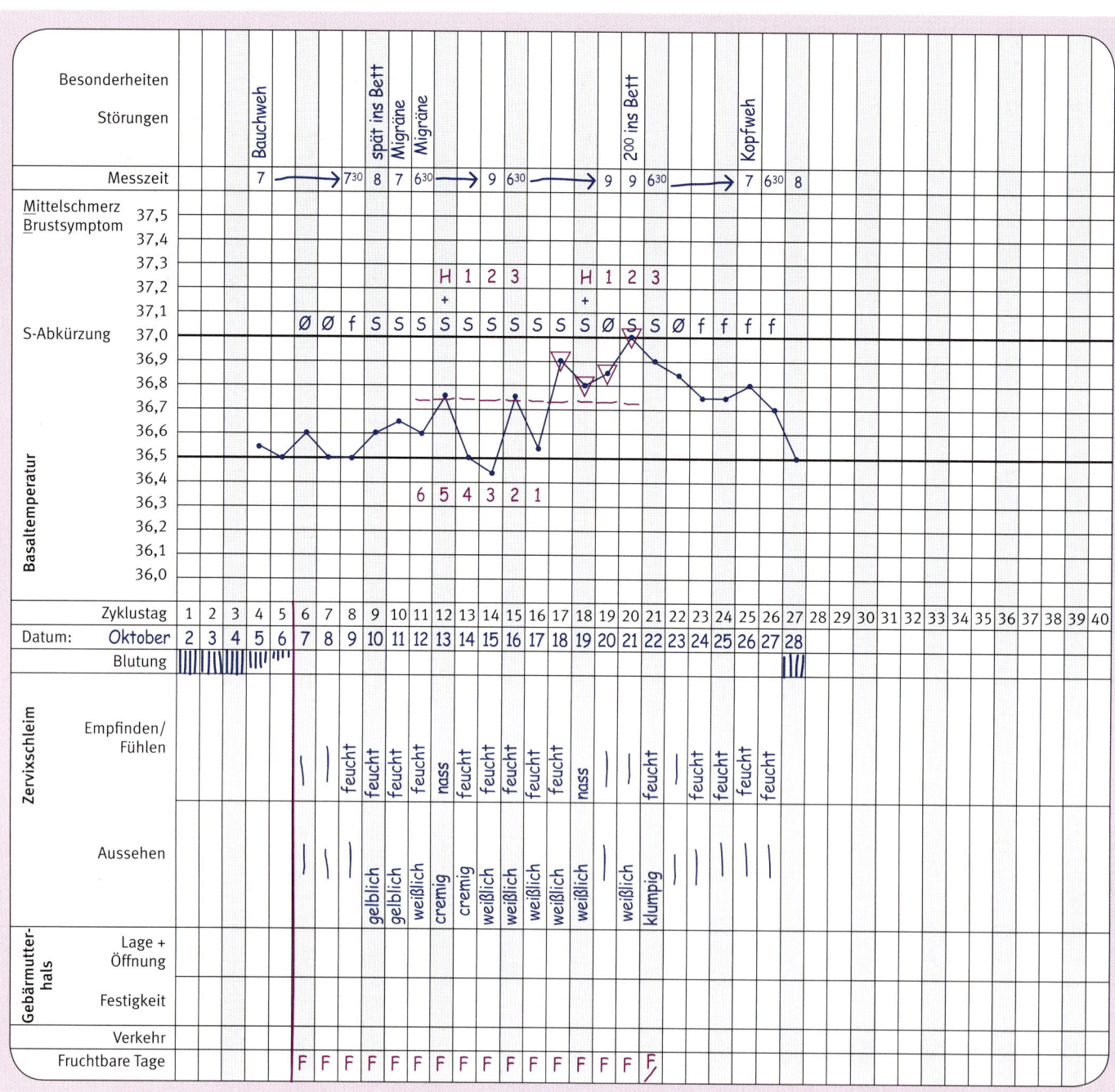

Absetzen der Pille

Arbeitsgruppe NFP

Zyklus-Nr: 2

Messweise After ☐ Scheide X Mund ☐

Früheste 1. höhere Messung aus den vorangegangenen Zyklen 3 2

minus 8 ⊘

1. höhere Messung in diesem Zyklus 1 7

Wollen Sie im nächsten Zyklus schwanger werden?

ja ☐
nein X
unentschieden ☐

© ✚ **Malteser**

1. Die unfruchtbare Zeit am Zyklusanfang wird nach der 5-Tage-Regel in doppelter Kontrolle mit dem Zervixschleim bestimmt. Der letzte unfruchtbare Tag ist der 5. Zyklustag. Die fruchtbare Zeit endet am Abend des 21. Zyklustages in doppelter Kontrolle. (Die Temperatur wird nach der 1. Ausnahmeregel ausgewertet.)

2. Alle beobachteten Besonderheiten und Veränderungen in der Messzeit wirken sich nicht auf den Temperaturverlauf aus. Sie stören nicht.

3. Wie bereits im Zyklus zuvor gibt es zwei Schleimhöhepunkte. Der für die Auswertung relevante Höhepunkt (18. Zyklustag) kann erst im Temperaturanstieg bestimmt werden.

4. Die erste Zyklusphase (16 Tage) und auch die zweite Zyklusphase (10 Tage) normalisieren sich.

ZYKLUSFORMEN & BESONDERE LEBENSPHASEN

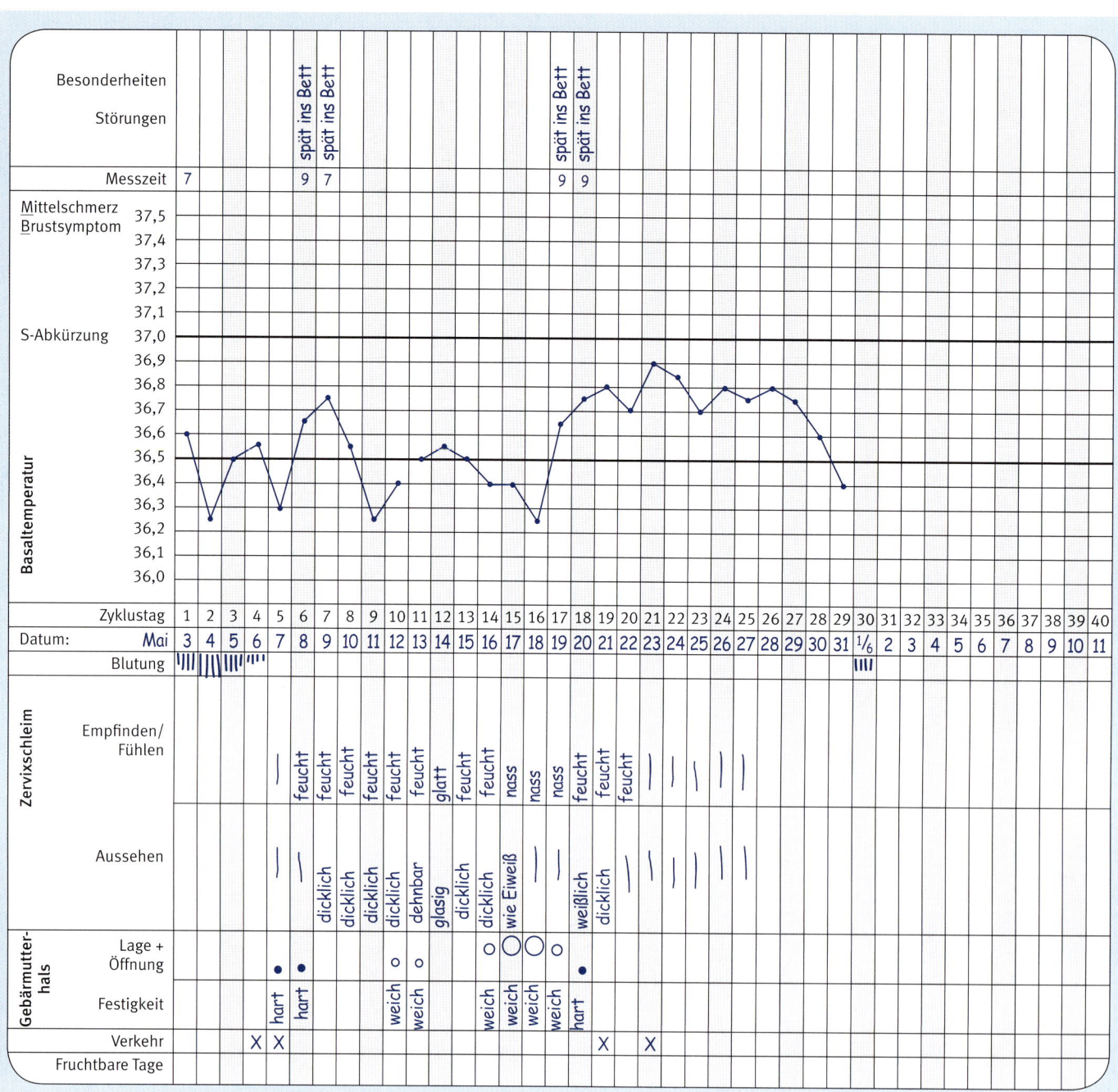

	Zyklustag	1	2	3	4	5	6	7	8	9	10	11	12	13	14	15	16	17	18	19	20	21	22	23	24	25	26	27	28	29	30	31	32	33	34	35	36	37	38	39	40
Datum:	Mai	3	4	5	6	7	8	9	10	11	12	13	14	15	16	17	18	19	20	21	22	23	24	25	26	27	28	29	30	31	1/6	2	3	4	5	6	7	8	9	10	11

Zum Abschluss – Gewusst wie!

Arbeitsgruppe NFP

Zyklus-Nr: 1 1

Messweise   After X
            Scheide ☐
            Mund ☐

Früheste 1. höhere
Messung aus den
vorangegangenen
Zyklen   1 2

minus 8 ☐☐

1. höhere Messung
in diesem Zyklus ☐☐

Wollen Sie im
nächsten Zyklus
schwanger werden?

         ja ☐
      nein X
unentschieden ☐

© ✠ **Malteser**

>> **Antonia-Luca wendet im 11. Zyklus NFP an. Sie ist Gewandmeisterin und hat bisher keine Kinder.**

1. Bestimmen Sie Anfang und Ende der fruchtbaren Zeit und markieren Sie diese Phase mit „F".

2. Störungen und Besonderheiten?

3. Was fällt auf?

ZYKLUSFORMEN & BESONDERE LEBENSPHASEN

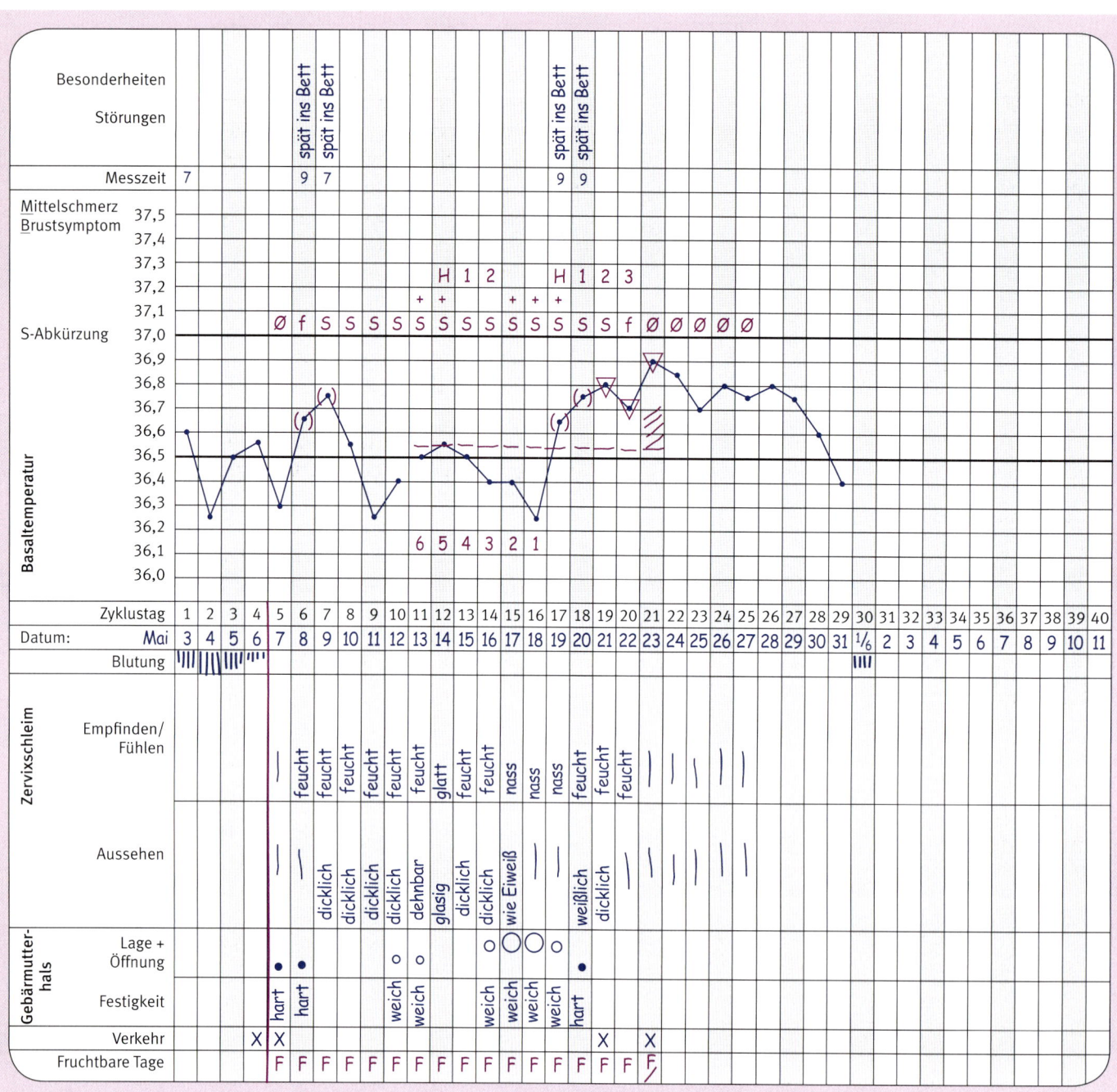

162

Arbeitsgruppe NFP

Zyklus-Nr: | 1 | 1 |

Messweise   After | X |
             Scheide | |
             Mund | |

Früheste 1. höhere
Messung aus den
vorangegangenen
Zyklen | 1 | 2 |

minus 8 | 4 |

1. höhere Messung
in diesem Zyklus | 1 | 9 |

Wollen Sie im
nächsten Zyklus
schwanger werden?

ja | |
nein | X |
unentschieden | |

© Malteser

Zum Abschluss – Gewusst wie!

1. Der Beginn der fruchtbaren Zeit wird nach der Minus-8-Regel in doppelter Kontrolle mit dem Zervixschleim bestimmt. Antonia-Luca beobachtet sich zwar erst im 11. Zyklus, hat aber bereits in den vorhergehenden Zyklen eine früheste erste höhere Messung am 12. Zyklustag beobachtet. Deshalb wird hier die Minus-8-Regel und nicht die 5-Tage-Regel angewandt. Der letzte unfruchtbare Tag ist der 4. Zyklustag. Die fruchtbare Zeit endet in doppelter Kontrolle am Abend des 21. Zyklustages.

2. Das Spät-ins-Bett-gehen am 6., 7., 17. und 18. Zyklustag erhöht die Temperatur, muss als Störung eingeklammert werden und wird bei der Auswertung nicht berücksichtigt.

3. Es gibt in diesem Zyklus zwei Schleimhöhepunkte. Der für die Auswertung relevante Höhepunkt fällt auf den 17. Zyklustag.

4. Antonia-Luca hat, obwohl kein Kinderwunsch besteht, Verkehr in der fruchtbaren Zeit (5. und 19. Zyklustag).

Zusätzliche Lösungen zu Kapitel 2

Unfruchtbare Zeit am Zyklusanfang

>> Wenn Sie für die Trainingszyklen aus Kapitel 2 noch die unfruchtbare Zeit am Zyklusanfang bestimmen wollen, finden Sie hier die Lösung:

(Alle Lösungen gehen davon aus, dass im vorangegangenen Zyklus eine Temperaturhochlage vorgelegen hat.)

Training 8: Die unfruchtbare Zeit am Zyklusanfang wird nach der 5-Tage-Regel in doppelter Kontrolle mit dem Zervixschleim bestimmt. Der letzte unfruchtbare Tag ist der 5. Zyklustag.

Training 9: Die unfruchtbare Zeit am Zyklusanfang wird nach der Minus-8-Regel in doppelter Kontrolle mit dem Zervixschleim bestimmt. Der letzte unfruchtbare Tag ist der 6. Zyklustag.

Training 10: Die unfruchtbare Zeit am Zyklusanfang wird nach der Minus-8-Regel in doppelter Kontrolle mit dem Zervixschleim bestimmt. Der letzte unfruchtbare Tag ist der 5. Zyklustag.

Training 11: Die unfruchtbare Zeit am Zyklusanfang wird nach der Minus-8-Regel in doppelter Kontrolle mit dem Zervixschleim bestimmt. Der letzte unfruchtbare Tag ist der 8. Zyklustag.

Training 12: Die unfruchtbare Zeit am Zyklusanfang wird nach der 5-Tage-Regel in doppelter Kontrolle mit dem Zervixschleim bestimmt. Der letzte unfruchtbare Tag ist der 5. Zyklustag.

Training 13: Die unfruchtbare Zeit am Zyklusanfang wird nach der 5-Tage-Regel in doppelter Kontrolle mit dem Zervixschleim bestimmt. Der letzte unfruchtbare Tag ist der 5. Zyklustag.

Training 14: Die unfruchtbare Zeit am Zyklusanfang wird nach der Minus-8-Regel in doppelter Kontrolle mit dem Zervixschleim bestimmt. Der letzte unfruchtbare Tag ist der 6. Zyklustag.

Training 15: Die unfruchtbare Zeit am Zyklusanfang wird nach der Minus-8-Regel in doppelter Kontrolle mit dem Zervixschleim bestimmt. Der letzte unfruchtbare Tag ist der 5. Zyklustag.

Liebe Leserin, lieber Leser,
hat Ihnen dieses Buch weitergeholfen? Für Anregungen, Kritik, aber auch für Lob sind wir offen. So können wir in Zukunft noch besser auf Ihre Wünsche eingehen. Schreiben Sie uns, denn Ihre Meinung zählt!

Ihr TRIAS Verlag
E-Mail Leserservice: heike.schmid@medizinverlage.de

Adresse:
Lektorat TRIAS Verlag, Postfach 30 05 04,
70445 Stuttgart
Fax: 0711 - 8931 - 748

Bibliografische Information
der Deutschen Nationalbibliothek
Die Deutsche Nationalbibliothek verzeichnet diese Publikation in der Deutschen Nationalbibliografie; detaillierte bibliografische Daten sind im Internet über http://dnb.d-nb.de abrufbar.

Programmplanung und Redaktion: Sibylle Duelli

Umschlaggestaltung und Innen-Layout:
Cyclus · Visuelle Kommunikation, 70186 Stuttgart

Umschlagfotos: Getty images
Fotos im Innenteil: Getty images: S. 3; Image Source: S. 4, 5, 32, 36/37, 80/81; Photo Disc/f1: S. 10/11, 120/121

Die 1.–6. Auflage erschien bei Ehrenwirth in der Verlagsgruppe Lübbe GmbH & Co. KG

8. Auflage 2009
© 1988, 2009 TRIAS Verlag in MVS Medizinverlage Stuttgart GmbH & Co. KG
Oswald-Hesse-Straße 50, 70469 Stuttgart

Satz: Cyclus · Media Produktion, 70186 Stuttgart
gesetzt in: InDesign CS2
Druck: Offizin Andersen Nexö Leipzig GmbH, 04442 Zwenckau

Gedruckt auf chlorfrei gebleichtem Papier

ISBN 978-3-8304-3416-0   1 2 3 4 5 6

Wichtiger Hinweis:
Wie jede Wissenschaft ist die Medizin ständigen Entwicklungen unterworfen. Die Ratschläge und Empfehlungen dieses Buches wurden vom Autor und Verlag nach bestem Wissen und Gewissen erarbeitet und sorgfältig geprüft. Dennoch kann eine Garantie nicht übernommen werden. Eine Haftung des Autors, des Verlages oder seiner Beauftragten für Personen-, Sach- oder Vermögensschäden ist ausgeschlossen.

Geschützte Warennamen (Warenzeichen) werden nicht besonders kenntlich gemacht. Aus dem Fehlen eines solchen Hinweises kann also nicht geschlossen werden, dass es sich um einen freien Warennamen handelt.